医院
人力资源管理
与文化建设

U0286830

张 英　张暅榕　陈 化／主编

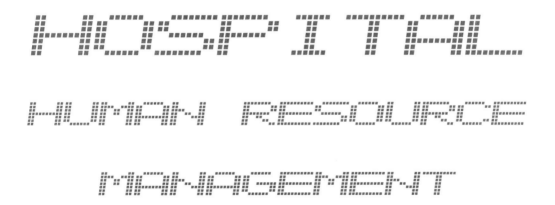

清華大學出版社
北 京

内 容 简 介

《医院人力资源管理与文化建设》从人力资源作为医院最核心和重要的资源、资产、资本的视角，提出人力资源既是被管理与激励的对象，又是医院文化的承载者与传承者，从文化视角升华了人力资源的价值。全书内容包括：医院文化的承载者与传承者；组织文化与医院文化；领导力与医院文化；医院人力资源管理中的人文关怀；医务人员职业倦怠预防与压力管理；医院典型人物塑造与传播和人力资源管理中的伦理共七章内容，全书介绍了人力资源管理的基本演变脉络，阐述了人力资源与文化的关系，对组织文化的类型、医院文化的建设路径进行了解读，同时描绘了不同类型的领导力对医院文化的影响，职业倦怠预防、压力管理、人文关怀、典型人物的塑造与传播以及人力资源管理中的伦理规则，体现了人力资源管理中对人的尊重与关怀，对人全面发展的重视。作为医院人力资源管理书系的重要组成部分，全书既有对前沿理论的概要性介绍，又有实操方法的具体描述，可作为医院管理高级研修班、医院管理专业研究生以及相关培训班的教材，也可供医院管理研究人员以及相关研究者学习借鉴。

图书在版编目（CIP）数据

医院人力资源管理与文化建设 / 张英，张晅榕，陈化主编. — 北京：清华大学出版社，2021.11
（医院人力资源管理书系）
ISBN 978-7-302-59313-3

Ⅰ.①医…　Ⅱ.①张…　②张…　③陈…　Ⅲ.①医院－人力资源管理　Ⅳ.①R197.322

中国版本图书馆 CIP 数据核字（2021）第 200883 号

责任编辑：肖　军
封面设计：吴　晋
责任校对：李建庄
责任印制：曹婉颖

出版发行：清华大学出版社
　　　　　网　　址：http://www.tup.com.cn, http://www. wqbook. com
　　　　　地　　址：北京清华大学学研大厦 A 座　　　　邮　　编：100084
　　　　　社 总 机：010-62770175　　　　　　　　　邮　　购：010-62786544
　　　　　投稿与读者服务：010-62776969，c-service@tup.tsinghua.edu.cn
　　　　　质量反馈：010-62772015，zhiliang@tup.tsinghua.edu.cn
印 装 者：三河市铭诚印务有限公司
经　　销：全国新华书店
开　　本：185mm×260mm　　　印　张：12.75　　　字　数：220 千字
版　　次：2021 年 11 月第 1 版　　　　　　　　　印　次：2021 年 11 月第 1 次印刷
定　　价：98.00 元

产品编号：092363-01

编委名单

主　编　张　英　张晅榕　陈　化

副主编　韩　真　阚文婧　冯雪娜

编　委（按姓氏笔画排序）

冯雪娜　广东省人民医院

张　英　广州市景惠管理研究院

张晅榕　英国华威大学商学院

陈　化　南方医科大学

韩　真　西安交通大学第一附属医院

阚文婧　广州医科大学附属肿瘤医院

序

广东省卫生经济学会人力资源分会经过一年多的筹划、编撰、统稿、审定等工作，《医院人力资源管理书系》在清华大学出版社的支持下，各部著作陆续出版了，这是人力资源管理分会成立两年来一份非常"厚重"的答卷，是为同道们奉献的一份"知识盛宴"，可喜可贺！

《医院人力资源管理书系》由广东省卫生经济学会人力资源分会会长、广州市景惠管理研究院张英院长和广东省卫生经济学会人力资源分会常务副会长、中山大学孙逸仙纪念医院朱胤总会计师担任总主编。各册主编、副主编以及编委有的来自国家卫生健康委员会（简称：卫健委）委属委管医院、医科大学附属医院和省属大型医院，有的来自地市级三甲医院和县级二甲医院。为了考虑编者的广泛性和代表性，有的编者还来自北京、福建、山东、陕西、重庆、四川等地的不同医院。这些编者中有的是国家级的卫生经济管理、卫生人力资源管理领域的领军人才和学科带头人，半数以上具有30多年实践经验的一线管理者，有的是有丰富经验的研究与教学人员。不同地域、不同规模、不同类型医院以及研究型、教学型、咨询型、实践型专家的搭配，保证了本书系的写作能够不拘一格，既注重书系的经验性、总结性，又兼顾到了理论性和前瞻性；既考虑了书系的实用性、可操作性，同时也体现了书系的系统性、学术性。让我们看到整个书系不单单是一部工具书、参考书，而是可以成为一套专门用于医院管理培训的教材，成为医院人力资源管理者全面提升业务素质与能力的必备用书。整个书系共动员了近百人参与编撰，其组织、沟通、协作都非常耗时费力，在两位总主编、各位主编、副主编和编委们的努力下，大家齐心协力完成了编撰任务并按期出版，这种团结协作、精益求精的敬业精神值得点赞，令人敬佩。可以说是以实际行动践行了为民服务孺子牛、创新发展拓荒牛、艰苦奋斗老黄牛的精神。

《医院人力资源管理书系》各部著作涵盖了医院人力资源管理的人力资源战略性管理、组织结构、岗位分析、定岗定编、胜任力、领导力、人员选拔与招聘、培训教育、绩效管理、薪酬管理、职业发展管理、员工关系管理以及文化建设等各个模块，并对医院近年来的人力资源管理政策与制度进行了梳理，对人力资源数据的综合应用给出了方法，提供了涵盖多个模块的人力资源管理案例与具体实施方案。书系的各部著作高屋建瓴、层次清晰、结构严谨，相互之间遥相呼应，全面展现了医院人力资源管理的知识体系和技能方法，作为国内第一套医院人力资源管理书系，体现出了它应有的出版价值。

卫生经济研究是以我国医药卫生体制改革为基础，紧紧围绕人力资源、物资资源、财经资源、技术资源和信息资源等各种卫生资源的开发筹措、计划配置、使用管理、调节评价全过程的研究，重点探索卫生供给与需求的矛盾规律，分析卫生资源的投向和投量、投入与产出、效率和效益。谈到资源，人是第一个最为活跃的资源，是生产力三要素之首。毛泽东主席在《唯心历史观的破产》一文中指出："世间一切事物中，人是第一个可宝贵的。在共产党领导下，只要有了人，什么人间奇迹也可以造出来。"所以，医院人力资源管理是医院管理的重中之重。抓好了医院的人力资源管理，就抓住了医院管理的牛鼻子。《医院人力资源管理书系》虽然着眼点是在人力资源，但如果把各部著作串起来看，实际上把医院人力资源如何与财、物、技术、信息等核心资源科学配置、精细管理和有效使用进行了精辟的分析，并提供了成熟的理论和可借鉴的经验。

广东省卫生经济学会人力资源分会以专业化的视野和严谨的学术精神，搭建卫生人力资源的研究高地和卫生人力资源管理者的职业发展平台；开展专题的人力资源学术研究，创建和汇聚国家级、省级科研成果，为政府和各级医疗卫生机构提供决策支持，以专业制胜的优势，打造成广东省乃至全国卫生领域具有一定学术地位和声誉、开展专业化研究的一流学术团体组织。我希望人力资源分会能够以《医院人力资源管理书系》的出版为契机，团结更多的卫生人力资源管理研究专家和一线的实际工作者，出版更多更好的人力资源管理著作，发表更多更好的人力资源管理论文，开展更多更好的人力资源管理课题，让人力资源管理的学术成果更加丰硕。为健康中国、幸福中国做出应有贡献。

广东省卫生经济学会会长　陈星伟

2021 年 7 月于广州

前　言

　　人力资源是医院的第一资源。人力资源管理是医院管理的核心和关键。这基本上是没有争议的共识。但如何通过对人力资源进行有效的管理，做到既能体现医务人员个体的价值，又能保证医院组织目标的实现，从而构建和谐美好的人力资源管理生态，却没有一个统一的答案，也没有放之四海而皆准的办法，这正是医院人力资源管理的挑战所在，魅力所在。我们动议编著《医院人力资源管理书系》就是既总结过去医院在人力资源管理方面所取得的经验，更着眼于未来医院人力资源管理的发展趋势，系统总结、梳理、规范医院人力资源管理的学科体系，为广大医院人力资源管理工作者和相关人员提供一套既有理论体系，又有实操方法，同时又有借鉴案例的工作用书，让医院人力资源职业化管理进程走得更快更稳。

　　医院人力资源管理深受社会发展背景和企业人力资源管理理论及经验的影响。1949年中华人民共和国成立至1978年，我国实行的是计划经济。在那个时代，用人单位和员工之间的关系完全是隶属与服从关系。用人统一调配，薪酬以固定工资为主，激励以政治为先导，医院是政府部门的附属机构，一切以执行指令为要务。1978年至1992年，我国的经济体制改革从农村家庭联产承包责任制开始，企业逐步开始扩大用人自主权，探索经济激励，落实奖金分配等，但这一阶段的改革仍然是在计划经济框架内相对温和的变革。1979年4月，国家卫生部、财政部、国家劳动总局颁布关于加强医院经济管理试点工作的相关意见，对医院提出了"定任务、定床位、定编制、定业务技术指标、定经费补助"的"五定"，并对经济核算和奖金分配提出了具体的办法，可以说是影响医院人事与分配制度改革的一项重要政策。1989年11月，国家卫生部正式颁布实行医院分级管理的办法，首开医院评价评审先河。1993年至2000年，从社会主义市场经济体制在中国正式确立，到建立现代企业制度，到1995年中国首部《劳动法》正式实施，到养老、医疗、工伤、失业以及生育、住房等各项社会保障制度的建立，这些都为劳动力市场的运行及其作用的发挥创造了条件。这一时期的1994年国务院发布了《医疗机构管理条例》，1997年中共中央发布了《中共中央国务院关于卫生改革与发展的决定》等重要文件，将医疗机构的执业管理纳入了法制化轨道，对卫生改革的重大问题进行了厘清和界定。2000年至2020年，互联网的兴起，人们择业观念的改变，各项改革的持续深化，给我们的生活带来了翻天覆地的变化。2009年4月中共中央出台了《中共中央国务院关于深化医药卫生体制改革的意见》，后续又相继出台了有关公立医院改革、卫生事业单位岗位设置、人事与分配制度改革、薪酬制度改革、医共体建设、互联网医院建设、药品器械招标采购、医疗保险支付制度改革等一系列改革政策与方案，为医院的改革与发展提供了充分的政策保障和制度支持。可以说，这20年来的医疗卫生改革，打出了总结经验、科学论证、试点探索、全面推进等"组合拳"，描摹出了医疗卫生改革的"全景图"。经过改革开放40年来医疗服务体系建设、20年来医院能力建设、10年来深化医药卫生体制改革的实践探索，公立医院已经到了从"量的积累"转向"质的提升"的关键期，今后必须把发展的着力点放到提升质量和效率上。可以说，医院的改革方向、目的、路径已经非常明确，关键是如何实施落地。自2021年始，中国的医疗卫生改革将全面进入落地、执行、精细化与全面提升阶段。社会的发展和医疗卫生整体的改革进程，必然伴随着医院人力资源管理理念和思想的变迁，医院的人力资源管理也必须顺应上述的各种变化而进行全面规范和升华。

　　人力资源管理专业在高校的设置最早是1993年在中国人民大学设置。人力资源管理硕士专业最早是2000年设置。到目前为止，我国开办人力资源管理本科专业的高校已经接近500所，开设人力资源管理硕士点和博士点的高校也有数十所。在大学的管理学院、工商学院、公共管理学院等学院里人力资源管理也成为一门非常重要的必修课。2000年国家人事部首次设置经济师—人力资源管理专业技术职称考试。从以上发展演变可知，人力资源管理从萌芽到发展也就是20多年的事。根据目前查阅到的，已经出版的医院人力资源管理相关著作、发表的学术论文、课题成果以及医院的管理实践等可以判定，医院人力资源管理的萌芽和兴起基本上是始于2001年，从20年来的发展情况看，医院人力资源管理仍然处于逐步探索、不断实践的过程，许多新的理论、工具和方法还未能在医院广泛应用，有些医院人力资源管理者甚至对一些理念和方法还感到很陌生，因此，我们把2001年至2020年的这20年，誉为是医院人力资源管理的萌芽期，从2021年开始，期望在同行们的努力下能够进入普及与规范期，再经过一二十年的发展，能够进入全面提升期，这样大概需要约半个世纪的时间，医院人力资源管理的学科体系就会比较健全、完善、成熟，而这些，都需要医院人力资源管理同行们的不懈努力，需要相关研究者的深入研究与推广。

这20年来，医院人力资源管理在思维模式和管理方法上发生了一些转变，比如，由单纯接收政府人事部门分配人员转变到了主动招聘人才；医院管理干部由行政任命转变到竞聘上岗，并实行任期目标考核；绩效考核由单纯德能勤绩廉的"画叉打钩"，转变到综合评估医疗服务的数量、质量、技术难度、风险责任、成本控制、群众满意度以及社会影响力等；薪酬分配由单纯的"岗位薪级工资＋奖金"转变到了系统设计基本工资和绩效工资体系，并逐步探索形成了年薪制、协议工资制、兼职工资制等一些成熟的模式；在员工发展方面，由过去的要求员工高度服从转变到了协助员工进行职业生涯规划，逐步树立了医院与员工"合作共享"的新时代人力资源管理理念，有的医院还建立了更有活力的合作机制、平台机制；医院由关注员工的使用与贡献转变到了结合医院发展战略和岗位需要进行以培训与能力提升为核心的赋能管理等。总之，20年的变迁，医院人力资源管理无论是理论体系的构建，还是实践案例的积累，都取得了令医疗行业和人力资源管理界瞩目的成绩。医院人力资源管理的理论体系虽然在不断完善，实践案例也越来越丰富，从业者的职业化管理水平也在持续提高，可医院人力资源管理所面临的问题却越来越多，解决难度也越来越大，这与整个社会的经济结构转型、社会组织模式转换、个体意识觉醒等诸多因素相关。医院人力资源管理思维的转变和管理体系的构建也不再是"孤岛"事件，今天的医院人力资源管理已经与社会环境、宏观政策、人们的价值取向、生活方式密切相关，这就要求医院人力资源管理的模式和技术必须能够将变化视为常态，通过继续赋予人力资源管理新的职能来适应各种变化，进而提升整个人力资源管理系统的有效性。正是基于医改政策不断发展变化，人力资源管理面临诸多挑战，人力资源管理工作者业务素质与能力亟待提高等诸多因素，我们组织编写了《医院人力资源管理书系》，目的是系统、全面地介绍医院人力资源管理的新理论、新方法、新经验，旨在通过这套书能够帮助医院人力资源管理者更新管理理念，掌握管理技能，提升人力资源管理的实战能力，更好地承担起推动医院发展的使命与责任。

《医院人力资源管理书系》参与编著人员近百名，组织和沟通工作量非常大，但大家对待此项工作充满了激情，在一年多的时间里大家齐心协力，密切协作，圆满完成了写作任务，对于大家的辛勤付出我们深表敬意！在书系的策划、编写和出版过程中，广东省卫生经济学会、清华大学出版社，编著者所在单位的领导、同人们都给予了非常大的鼓励与支持，在此，我们深表谢意！

我们力图通过一套书来全方位地展现整个医院人力资源管理的理论体系、管理理念和核心工具与方法，并能够让此套书系成为医院人力资源管理者的培训教材和工作必备的参考用书。但由于能力和水平所限，书中难免有所纰漏，欢迎阅读者批评指正。让我们一起为中国医院人力资源管理体系的完善与发展做出贡献。

张　英（广东省卫生经济学会人力资源分会会长 / 广州市景惠管理研究院院长）

朱　胤（广东省卫生经济学会人力资源分会常务副会长 / 中山大学孙逸仙纪念医院总会计师）

2021 年 7 月于广州

目　录

第 1 章　人力资源：
医院文化的承载者与传承者

纵观"科学管理之父"弗雷德里克·温斯洛·泰勒（Frederick Winslow Taylor）、管理过程学派代表亨利·法约尔（Henri Fayol）、诺贝尔经济学奖获得者赫伯特·西蒙（Herbert A. Simon）、被誉为管理大师的彼得·德鲁克（Peter F. Drucker）等诸多名家的管理概念，都在漫长的时光隧道中沉淀出经得住历史检验的璀璨精华。不管从哪个角度看，他们都把资源的整合与优化看作管理的精髓，且对人力资源的认识有着一脉相承的深化。到今天，当我们说人力资源是第一资源的时候，其实与这些先哲们长期的实践、思考和辨识是分不开的。管理是一种有价值和道德取向的工具，管理本身就是一种文化现象，这就注定了人力资源与文化息息相关、密不可分和相关的交织、融合与渗透。到了 21 世纪，管理越来越充满了人文气息，组织的文化、社会伦理等成为管理不可或缺的重要元素。

医疗行业的人力资源是依靠素养、知识、技能、价值观、领导力等这些综合要素为患者以及健康人群提供医疗和保健服务的，当"以患者为中心"的理念转变为"以健康为中心"时，医务人员与他们的服务对象的互动性明显增强，且时空概念和服务内涵也的了明显的拓展，这种情况下，文化因素对医疗服务的价值影响也就显得越来越大，在管理中的体现就是，人力资源管理的最终效果必须且必定能展现出医疗行业的独特文化和医务人员的人文情怀。

卫生事业或医疗行业一直是各个国家从政府到群众都最为关心的重要行业之一。几乎每一个国家的政府都花费了大量的时间、精力和资源在制定相关卫生政策。合理的卫生政策以及完善的卫生保健系统，不仅直接影响着居民的个人健康，也有极大的社会和经济影响。就经济影响来说，公共卫生支出占各国国民生产总值为 8%～16%，使之成为全球经济占比最大的产业之一。然而，在投入如此庞大的情况下，几乎全世界所有国家都存在一个令人担忧的事实：大部分的国家保健系统以及卫生服务提供者并不能满足每一位公民的需求。新冠疫情的全球大爆发，以及各个国家的应对情况，亦证实了目前卫生系统面临问题的普遍性、严峻性以及影响范围之广。

卫生事业的发展不仅涉及政策制定、卫生服务的提供者以及使用者，还涉及社会上的各行各业，包括各种各样的技术、专业和组织安排，也包括许多类型的公众、营利性和非营利性组织。卫生保健部门的规模之大、影响范围之广，以及其多样性、复杂性和其他利益相关者的相关关系，影响着也决定了我们在实际设计和管理整个卫生系统时如何避免或应对各种严峻甚至不可预测的挑战。

人类自古以来就没有停止过对如何延长寿命和消除疾病的探索，随着现代生物学、医学的进步，人们对人类学、社会学、经济学的不断发展探索，各个领域的专业和学者也在不断地探索如何更好地为广大民众提供更好的卫生服务。然而，遗憾的是，目前无论是学术上还是临床实践上，对医疗领域的研究都仅局限在生物医疗、临床医学、卫生政策以及卫生经济学等学科范围之内。然而这些学科的专家和学者常常忽略的一个问题是：大部分的卫生服务都是通过组织来提供服务的，如通过医院、社区卫生服务中心，等等。既然卫生系统的有序运行和卫生服务的有效提供离不开组织，那么如果不从组织行为学和管理学的角度来认识和了解卫生事业或者是医疗行业，我们对这方面的认识和理解必然是片面的，那么提出的解决办法和应对策略必然是局限的。因为我们必须丰富我们在管理学和组织行为学领域的认识和理解，以实现更好地优化组织内部结构，使内部职位和工作流程更为精细化，从而提高组织管理效能和组织整体的绩效。而目前我们在这方面的局限性和理论发展的欠缺之处主要体现在：卫生服务的提供依赖于组织，但是医务工作者和从事卫生事业管理的实践者和理论研究者却忽略了如何利用组织理论来更好地认识和了解卫生服务的提供。

一个国家或地区所提供的医疗服务的质量，不仅依赖于一个国家的卫生政策、依赖于医疗技术水平的发展和提供卫生服务的组织，更在极大程度上依赖于提供卫生服务的个体，也就是医师、护士、技术人员等专业人士。而医护工作者这一类专业人士对自身的身份认同以及其对专业性知识的掌握程度和工作技能的熟练程度、工作动机以及工作表现、绩效和在团队中及组织中充当的角色，直接影响着患者所接受的医疗质量。因此，通过管理学和组织理论来理解卫生组织内部微观（个人）、中观（团队、科室）和宏观（医院整体）层面的整体行为，对整体卫生质量的提升具有极大的意义。人力资源是一切管理活动的基础，个人层面也是一切组织运行的最小个体。特别是医疗行业，虽然不是我们传统意义上理解的劳动密集型组织，但是卫生服务的提供极大程度上依赖于凝结在组织人力资源中的专业知识和技能，也就是医师和护士等卫生工作者的专业知识和工作能力。

　　文化是人类为了生存和发展而创造的对环境的适应方式。一方面，对于一个组织来说，组织文化不仅贯穿整个组织微观、中观和宏观三个层面，也从始至终影响着组织内部的每一个成员。另一方面，文化影响着人们的自我认知、影响并在一定程度上决定着我们的价值取向以及行为模式，对一个组织甚至一个社会的发展也有重要的意义。因此本书将通过论述人力资源管理和医院文化，为医院管理者理解和认识如何更好地提供高质量的卫生服务拓展眼界。从而让一线的医院管理者在实践中能够更好地利用理论知识指导实践。就像现代社会心理学之父库尔特·莱温（Kurt Lewin，1951）所说，"没有什么比一个好的理论更具备实用性了"。

　　21 世纪以来，管理学者以及组织理论学者对于组织理论在卫生领域的应用相较于过去有了一定的增长，也说明学界对于如何更好地理解卫生组织有了一定的重视，也说明卫生组织为整体组织理论的发展提供了独一无二的案例。比如《管理学报》（*Academy of Management Journal*），《行政管理科学季刊》（*Administrative Science Quarterly*），《组织科学》（*Organization of Management Studies*），《管理学习》（*Journal of Management Studies*）以及《组织学习》（*Organization Studies*）。从 2009 年至 2020 年 8 月，共有 75 篇文章涉及卫生领域。根据特里沙·雷伊（Trish Reay）等最新的统计（2021），发表在这些期刊的文章主要关注于以下几个方面：制度理论（Institutional theory，包括制度变革、制度逻辑与制度工作）、专业人士与组织（professional and organizations），社会身份认同（social identity）、网络理论（Network Theory）、创新扩散理论（Diffusion of Innovation）以及组织变革（Organizational Change）。而这六个方面，无一例外地都与人力资源与组织文化有着密不可分的关系。因此，从理论层面系统的理解人力资源和组织文化在医疗行业的应用，刻不容缓。

1.1　人力资源管理的界定和原则

1.1.1　人力资源管理的概念界定

　　现如今，几乎每一个管理者都把"人力资源是我们重要的资源"挂在嘴边。人力资源这一概念最早由美国旧制度经济学家约翰·R. 康芒斯（John R. Common）在其 1919 年出版的《工业友善》（*Industrial Goodwill*）中首次提出。他认为，投资人工上的技能和教育可以让劳动者更具备生产力，也可以让雇主把人力资源放在战略地位，让员工成为一种竞争优势。

人力资源管理是一切管理活动的基础，是任何组织在建立和运行过程中都不可避免要面对和处理的过程，也正是通过这一过程，使得一群相互之间并没有紧密联系的个体形成一个有效运作的组织。过往广泛的实证研究和现存的商业案例均可以证明，一个组织通过或基于管理员工的方式进而形成的文化和竞争力是一个组织竞争优势的真正和持久的来源。然而，无论是欧美的管理学者还是我国的管理学者，都很难就什么是人力资源管理给出一个明确或者唯一的定义。关于人力资源管理定义的界定，强调的侧重点不同，定义的方法也自然有所不同。如何定义和界定人力资源管理，取决于我们理解人力资源管理的目的目标和方向。通常情况下，对于人力资源管理等定义有以下三个方面：

描述性定义，目标导向性定义与批判性定义。

描述性定义关注人力资源管理职能的内容和过程，关注人力资源管理日常的活动，即包括人力资源规划、招募与甄选、培训与发展、绩效管理与薪酬管理等功能性活动和实践。

目标导向性定义关注于人力资源管理这一职能所要实现的目的，即人力资源管理的目的是帮助实现组织战略，提升组织绩效，实现选人、用人、育人、留人的目的，提高员工对组织的满意度和忠诚度，等等。

批判性定义则旨在辩证看待人力资源管理这一组织运行的基本职能。

以下分别是相关学者就上述三个方面给出的相应的定义：

描述性定义：人力资源管理指在一定的雇佣关系下组织工作的一切活动（Beardwell and Thompson，2017：5）。

目标导向性定义：人力资源管理是指建立在并且试图创造组织所期望的绩效成果（Boxall and Purcell，2016：28）。

批判性定义：人力资源管理的底层逻辑是从雇用劳动者的过程中获得回报（Watson，2004：455）。

在医疗行业，或者是针对医院这一特定组织，人力资源和人力资源管理有其特定的定义。本书作者张英（2020）认为：医院人力资源是指投入医疗服务过程中所体现出来的医务人员的素质、知识、技能、服务意识、职业品德与人文修养等要素的综合，是医务人员数量与质量的整体体现。从这个定义我们可以看出，医院人力资源，不仅关注到医务人员这类专业人士的知识和技能，也重视医务人员的品德与修养。而品德与修养不仅依赖于有形的工作制度和政策的管理与约束，更多的是依靠文化环境的潜移默化的影响。同时，张英在定义医院人力资源管理时强调：医院人力资源管理是指通过人力资源规划、组织结构设计、招聘与配置、教育培训、绩效评估、薪酬与激励、职业发展等管理形式对医院内部与外部的相关人力资源进行有效运用，以保证医院目标的实现与员工发展的最大化。

　　毋庸置疑，此处关于医院人力资源与医院人力资源管理的定义具备指导性与科学性，然而，这里引申出的问题在于：医院人力资源所强调的是凝结在专业人士（医务人员）内在的专业能力以及道德素养与职业精神，需要的是医务人员的内在修养和个人价值取向，而医院人力资源管理的定义则在强调人力资源管理职能在医院这一特定组织的运用，那么如何通过机械性的职能来影响和改变组织内部人员的价值取向和职业素养并形成一致的组织文化将是医院人力资源管理的实践者所面临的重大挑战和要解决的难点问题。本书也旨在通过论述人力资源管理和文化的辩证关系，来为医院管理者在实践中提供些许参考。在这之前，让我们回归理论，厘清人力资源管理这一概念的演变和基本发展脉络。

1.1.2　人力资源管理的演变脉络

　　我们越是对人力资源这一职能了解的深入，越是对其在实践中如何能帮助组织实现战略目标而感到迷惑。关于人力资源与人力资源管理的界定，本书上一节给出了概念，详细的分析可见本书系的其他分册，以及张英著的《医院人力资源管理》，本章在此就不再赘述。本章将通过结合管理学这一学科的发展脉络来着重介绍人力资源管理这一学科的形成历程。

1. 人力资源管理部门发展

伴随着当代工业的发展，人力资源管理的起源可以追溯到 19 世纪末 20 世纪初。实现一般的人力资源管理这一功能和实践，其实并不需要人力资源管理部门或专门从事人力资源管理专业的相关人士。当代人力资源管理部门的发展主要依赖于两条线索：一是工业福利工作；二是人事科的独立和拆分。

（1）工业福利工作

19世纪90年代，一些大型公司开始为他们的雇员提供一些与工作和家庭相关的便利设施，包括食堂、医疗服务、图书馆、公寓、住宿以及培训机会等。因此，来管理安排这些事务的职位也相应而生，称为"福利秘书"（Welfare secretary），担任这一职位的通常是女性，这也在一定程度上影响着我们通常会认为人力资源工作者是女性。设立这些部门或职位的主要目的是改善工作环境，提供娱乐和教育活动，安排和调动工人的工作，听取并处理工人的不满。福利工作背后的动力是对员工的人文主义的关怀。

（2）人事科的独立和拆分

人力资源管理思想的萌芽和发展的第二个先决条件是建立了某种独立的就业办公室。这些办公室通常由一名或者多名级别较低的支援和主管人员组成，这些办公室的设立是为了集中和标准化某些与雇佣和劳动关系有关的职能，比如招聘、雇佣、分配工资和记录人事信息。一些国家的公务员法案的确立也在一定程度上促进了这种独立办公室的建立、扩展和发展。美国有记载的最早的人事部门是1906年由 B. F. Goodrich CO 所建立的。根据法纳姆（Farnham 1921）的记载，德国钢铁公司克虏伯（Krupp）和法国钢铁公司 Le Creusot 也在经营初期就设立了专门负责管理员工相关行政工作的部门。

2. 人力资源管理发展阶段

随着社会环境与组织环境的变化、工作内容和本质的变化，以及知识型经济和社会对人才需求的多样化，人力资源管理的重要性和专业性才逐渐凸显出来。人力资源管理这一学科的逐步发展和完善依赖于经济学、心理学、社会学、社会心理学以及组织行为学等社会科学等发展。与管理学的发展脉络大体类似，人力资源管理的发展大致可以归纳为四个阶段：①福利工作与科学管理阶段（Scientific Management）②人际关系运动阶段（Human Relation School）③传统的人事管理阶段（Personnel Management）④当代人力资源管理（Human Resource Management）。

（1）福利工作与科学管理阶段

雇佣关系管理功能的兴起与另一项重大理论发展紧密相连——科学管理理论和实践的出现。早期关于商业组织的运营和管理的科学性和系统性的论述出现在 19 世纪 80 年代，主要的贡献者是工程师。著名的科学管理之父，弗雷德里克·温斯洛·泰勒就职于美国费城的米德韦尔钢铁公司（Midvale Steel Co.），成为历史上第一个管理咨询师。他关注于工人的工作效率问题，为了解工人消极怠工问题，他对工人的工作动作进行研究。通过码表时间研究（Time-motion studies），对工人的日常工作内容进行了分析、测量、再设计和再分配。因此制定了"公平日工作标准"，并且进一步强调要挑选合适的工人，并要对工人进行专业培训，倡导劳资合作，还发明了著名的差别计件工资制，并于 1911 年出版《科学管理的原则》。泰勒的科学管理原则以提高生产率为出发点，通过现代人力资源管理办法，包括职位分析、组织结构设置、招聘与选择、培训与发展、绩效与薪酬管理、组织文化建设、领导力和管理技能等方面，为现代人事管理（personnel management）和人力资源（Human Resource Management）管理奠定了科学的理论基础。正是因为泰勒科学管理原则的广泛应用，企业内部开始出现专门的劳资管理部门。与福利工作和福利主义的人事管理思想不同，泰勒强调规范化标准化操作和差别计件原则。

第一次世界大战期间，由于主要参战国设法利用其经济极大限度的提高生产能力，在一定程度上激发了人们对管理合理化的要求以及提高生产力的要求。与此同时，为了满足生产力提高的需要，企业和雇主不得不对员工进行更严苛的管理和压榨。而正是这些压迫行为，激化了劳动者和雇主之间的矛盾，导致离职率居高不下，罢工情况也屡见不鲜。与此同时，1917 年俄国十月革命的爆发在全球的影响力也激发了工人阶级和资本家的矛盾。为了应对这些挑战，公司和企业主开始拓展福利工作的工作范围，包括建立新的雇佣关系管理部门，建立委员会以及员工代表制度。第一次世界大战以后，美国开始用人事管理（Personnel management or personnel administration）来形容劳动关系管理这一行为，原先的承担福利工作的部门和进行雇佣关系管理的部门合并成为新的人事管理部门。1922 年，美国全国人事管理协会的成立标志着企业界对于雇佣工作以及雇佣工作中设计的劳动关系已经普遍开始重视。

早期的福利工作与科学管理阶段，不仅为现代人事管理和人力资源管理奠定了科学的理论基础，也确定了人事管理和人力资源管理所涉及的范围，即包括雇佣关系建立的一切活动以及与劳资关系相关的工业关系。然而由于早期的工作种类单一，以及对人性认识的缺乏，这一阶段也具备极大的局限性，主要在于忽略了人力资源的能动性与社会性。就今天的人力资源管理职能来说，我们在岗位和职位的分工和设计上，仍然依赖于泰勒的科学管理原则。

（2）人际关系运动学派

工业心理学之父雨果·芒斯特伯格（Hugo Munsterberg）的工业心理学在一定程度上弥补了科学管理的局限性。从科学管理时期的伦理观出发，Munsterberg 的工业心理学试图为人事管理提供一个更为科学的基础。他丰富并发展的泰勒的科学管理。他认为，研究雇佣关系除了研究劳动者的工作程序和工作内容本身，还要研究以下三个方面：①工作对人的要求，从而判断什么人具备完成特定工作的心理特质；②要研究在什么心理条件下个体可以获得最大的生产效率；③要研究从企业角度出发对人对需要加以影响的必要性。

1924—1933 年，以哈佛大学的心理学教授乔治·埃尔顿·梅奥（George Elton Mayo）为首的研究团队在位于芝加哥郊外的西方电器公司（West Electronic）霍桑工厂中进行的以照明实验为开端的一系列试验，称为霍桑试验（Hawthorne Experiment），实验的结果证明了工人不是仅仅只受金钱刺激的所谓"理性经济人"，企业的生产效率和工人的心理状态也有极大的关系。

（3）传统的人事管理阶段

传统的人事管理起源于 20 世纪 20 年代初，1920 年美国的威斯康星大学开设了世界上第一个人事管理专业的学科，课程内容包括人事管理，劳动法案、劳工管理。1922 年，洛克菲勒基金在美国普林斯顿大学投资了工业关系研究中心，标志着历史上第一个人力资源管理实践的学术研究中心的建立。从那以后，越来越多的大学商学院开始引入、开设人事管理课程。除美国以外，欧洲其他国家，包括德国、法国和英国也开始逐渐引入人事管理课程。与此同时，得益于科学管理原理的广泛应用，日本也开始广泛采用人事管理的基本原则。

那么什么是人事管理基本原则？有别于我们前面提到的科学管理阶段与人际关系学派，传统的人事管理开始系统性的处理与人事相关的一系列问题，尤其是在20 世纪二三十年代，随着工会力量的不断强大和集体谈判的广泛应用，早期的人事管理的重心和工作的主要重点一直在处理劳动关系而非简单的针对雇佣关系。而正是这种工会的集体性行为，包括劳动法案、社会保险、工会联盟主义，在一定程度上遏制的个体的组织或者是雇主在工人管理的实践中进行进一步的探索。

直到 20 世纪 60 年代，现代企业的人事管理的雏形才开始慢慢出现。然而，在人事管理职能的工作内容相对稳定的很长一段时间里，人事管理者的工作就是在管理者和实际工作的实践者（工人）之间建起一座沟通的桥梁。因此早期的人事管理者充当着既是档案管理员又是公司或组织的管家的角色，同时还要兼顾一部分社会工作者的工作，偶尔还要面临着防止和解决劳资纠纷。这一类型的工作只需要中等管理能力，并不需要太强的专业能力或者对组织战略发展的洞察能力以及前瞻性。因此可以说，早期的人事管理专业性并不算非常强，主要处理的都是些程序性的工作以及日常运营的工作。

目前，我国的许多组织仍采用传统的人事管理模式。尽管如此，人事管理制度仍给我们带来了颠覆性的改变，劳动经济学家威廉·雷瑟尔森（William Leiserson）曾说"当我们尝试以某种方式概括人事管理的贡献时，我们可以用于概括这一贡献的方式的数量必然是惊人的"。另一位劳动学者斯里希特（Slichter）也曾概括说，现代人事方法是这个时代最具雄心勃勃的社会实验之一。纵观整体人事管理发展过程的主要特点，其颠覆性主要体现在以下几个方面：①把研究的主要对象从劳动者与劳动关系转向了个体的劳动者与雇主之间的雇佣关系；②经济学上的"理性人"的概念和对人力成本的一味压缩不再是企业追求的目的，雇主开始把重心放在如何通过资源的合理配置实现效益和效用的最大化；③更加系统化理论化的资源配置手段与方法开始出现。后期的人事管理理论和原则不仅借鉴和发展了人际关系学派的人道主义思想，也融合了心理学、社会心理学、组织理论以及组织心理学等相关领域的理论发展成果。对当代人力资源管理作为一门完整学科的形成也产生了极大的影响。

（4）当代人力资源管理

现代或是当代的人力资源概念产生于 20 世纪 60 年代，"人力资源管理"这一概念第一次在教材性的文献中出现是在 60 年代中期。美国耶鲁大学工业关系和社会学教授爱德华·怀特·巴克在 1958 年开设的以"人力资源功能"为主题的讲座激发了人们对"人力资源"作为企业的一项重要职能的进一步探索。爱德华在讲稿中提到"对于任何形式的管理来说，最基本和普遍的职能就是为了实现组织目标而有效地利用现有的资源。而这一功能体现和涉及对人力资源潜能的理解、维护、开发，以及有效利用和整合，简单地来讲，就是人力资源职能"。他同时强调，我们首先应该弄清楚的是，与人打交道的管理职能并不是什么新鲜事。像管理的其他功能性职能一样，人力资源管理是从一般管理职能中划分出来的，而不是纳入其中的，并且人力资源管理是贯穿于整个组织管理的过程始终的。值得注意的是，尽管人力资源管理在组织整体战略地位从 20 世纪 80 年代才逐渐发展起来并且深入人心，但是早在 1923 年的《哈佛商业评论》上第一篇针对人力资源管理的评论就已经涉及对其战略性的描述："当我们在形容人事管理的时候，我们面临的是从战术到重大战略的问题，劳资关系管理本质上是职能的而非部门的，它涉及的主题渗透到各个不同的部门，并且需要不同的部门之间进行系统性的整合，而非隔离，也非对整个组织施加压力"。

在 20 世纪 60 年代之后的 15～20 年间，虽然人们对人事管理和人力资源管理作为描述性术语的使用并没有严格的区分，对两个概念在很大程度上共存并且也在交叉使用，但是仍然有一些观点认为人力资源管理反映了一个更现代的术语和对于人的管理功能的概念，也在一定程度上反映了人力资源管理更具时髦性与优越性。

在 20 世纪 80 年代早期，随着社会经济境况的变化和人们对各个学科理论探索和认识的加深，对于人事管理与人力资源管理在概念上与职能上的区分也越来越深入。学术上较为明显的两大阵营传统派和新兴派都对此有各自的认识。传统派认为人力资源管理与人事管理只是对同一学科涉及同样概念与职能的不同标签化处理。而新兴派则认为，人力资源管理代表着一种新的模式和不同的人员管理哲学，从根本上不同于传统的人事管理和劳动关系管理。

如今，我们所描述的人力资源管理更多的是在强调战略人力资源管理。战略人力资源管理，就是把人力资源管理这一职能的主要工作内容，放到战略制定的过程当中去。1984 年出版的由达尔（Devanna）等著的《战略人力资源管理》第一次系统性理论性地分析了组织战略与人力资源管理的关系，他们认为，人力资源管理不再是像人事管理一样属于组织中"附属性"的功能，而是对于组织的竞争和生存具有显著的战略重要性。哈佛大学教授迈克尔·比尔（Michael Beer）等在同年出版的《管理人力资本》以及在期刊上发表的题为《工业关系与组织发展的整合》的文章，把人力资源管理作为一种新的范式。他们认为区别于人事管理，人力资源管理主要有 14 个显著的特点。总结来讲，他们认为，人事管理是反应性的、零碎的，是指挥和控制雇佣系统的一部分，是利益冲突的调节者，是短视的。而人力资源管理则是具有前瞻性的、整合性强，是员工对组织认同与承诺以及参与组织系统的一部分，是组织整体利益的创造者，并且更加注重长远利益。他们因此把人力资源管理这一新的范式概括为"认为人们是资产而不是成本的形象观点"，强调一个合格的人力资源部门（职能）需要充分意识并参与到所有组织战略与商业决策。

英国华威大学商学院研究人力资源管理与雇佣关系的教授金·霍克（Kim Hoque）以及其团队在他们早期（2001）的一项研究中总结发现，当代人力资源管理区别于人事管理的地方主要有以下四点：①对于专业技能以及资格的要求水平不同；②对组织整体的战略部署过程参与程度不同；③将权力下放给经理和主管的程度不同；④对于复杂的所谓"高承诺"管理实践（High commitment work practice）的利用程度不同。那么，战略人力资源管理这一管理概念是如何得到广泛传播并深入人心的呢？有学者总结了两个主要的理论依据。第一个方面的主要理论依据是行为主义在组织理论和组织发展的广泛应用。我们前面讲到从 20 世纪 60 年代开始，逐渐有商学院开始开设人力资源管理课程，许多商学院已经从当时对人事实践的描述性研究转向了通过对社会科学原理的应用来分析组织问题。学者马丁统计出在 20 世纪 70 年代引用量最高的五位学者分别是：Herzberg，McGregor，Porter，Maslow 和 Argris。这些组织行为学和组织发展理论学者的著作的共同立足点在于：组织可以通过充分考虑到员工是具有心理和社会需求与有抱负的人而去进行相应的工作设计和实践的管理方式，从而获得更高的生产力和绩效，而不是仅仅遵循经济理论的传统模型，将员工视为类似于惰性的因素投入和自私的所谓"理性经济人"。这些在麦格雷戈（McGregor）的 X 理论和 Y 理论（命令和控制与同意和参与）和理查德·E. 沃尔顿（Richard E. Walton）极具影响力的文章《从职场中的控制到承诺》（*From Control to Commitment in the Workplace*）中早有体现。这一二元理论的根本理念在于，通过将员工视为组织的重要资产，而不是一次性商品，从而将工作结构化，使工作更为有趣也让员工有更强的自主性，并创造出互惠的补偿模式，对于员工的雇佣模式也从僵化、高冲突的低生产力体制的人事管理系统到一个更为灵活、低冲突的高生产力的人力资源管理体制。而这一种新型的人力资源管理体制，在实践中也被赋予了各种不同的标签，包括高绩效工作系统（High Performance Work System，HPWS）、高绩效工作实践（High Performance Work Practice）、高承诺工作实践（High Commitment Work Practice）。本章接下来的内容，在论述人力资源管理的基本原则之时，将会具体解释和分析什么是高绩效工作系统（HPWS）。

对这些工作系统的引用，也逐渐形成了组织文化的一部分。20 世纪八九十年代的很多管理学界的畅销书也在极大程度上认可并推崇人力资源管理。比如汤姆·彼得斯（Tom Peters）和罗伯特·沃特曼（Robert H. Waterman）的《追求卓越》（*In Ssearch of Excellence*）、杰弗瑞·普费尔（Jeffery Pfeffer）的《人的竞争优势：释放劳动力的力量》（*Competitive Advantage through People: Unleashing the Power of the Work Force*）以及爱德华·劳勒（Edward E Lawler）的《终极优势：打造高参与度组织》（*The Ultimate Advantage: Creating the High Involvement Organization*）。

另外一个影响人力资源管理作为一种范式学科的就是"战略管理"这一概念的发展和扩散。现代战略管理学之父迈克尔·波特（Michael Porter）的战略管理理念很快就引起了人力资源管理领域的学者和实践者的注意。《战略人力资源管理》的作者达尔（Devanna）及其研究团队曾这样形容传统的人事管理职能所面临的挑战，"人力资源管理的广泛应用给人事部门造成了很大的问题。多年来，她们一直在抱怨自己缺乏 CEO 的支持和关注，以此来解释自己在组织中平庸的位置"，现在人力资源管理概念的广泛应用，将再次挑战人事工作者的工作难度，因为人力资源的组成是否能作为有效管理的一个有价值的和必不可少的存在，将在很大程度上取决于它作为组织规划系统和过程的一个重要组成部分与整个战略规划和部署的整合程度。在很大的程度上，人力资源管理必须成为战略制定和战略实施中不可缺少的部分。

那么，为什么人力资源管理必须成为战略制定和战略实施中不可缺少的部分？他的重要性体现在哪里？这一部分的内容，在本章下一小节论述人力资源管理基本原则的过程中，将会有进一步的分析。

当代人力资源管理的出现标志着人事管理的职能发展到了一个新的更为专业化的阶段。它所涉及的内容已经全面涵盖了人力资源的战略与规划、职位分析、员工的招聘与甄选、培训与发展、绩效评估与管理、薪酬福利设置与激励计划设置、员工关系管理与劳资关系管理等。从人事管理到人力资源管理的转变，体现了对人员管理这一组织所面临的主要问题与挑战的，从人事管理与人力资源管理术语的变化体现着人力资源管理整体内涵的变化以及对从事人力资源管理的相关专业人士的技能要求的改变，是有根本上和实质上的改变，而绝非简单的"旧瓶装新酒"，仅仅是名称上的体现。

纵观人力资源管理的发展脉络，我们认识、了解、学习了这一学科从何而来，受何影响，在各个阶段我们对这一概念的认知有哪些不同的体现，以及在各个阶段的基本职能是什么。那么人力资源管理的基本原则是什么？本章下一小节将就当代人力资源管理和战略人力资源管理阶段的基本和重要理论为立足点，浅谈人力资源管理的基本原则是什么，对于医院这一特定的组织形式，又有哪些区别于其他组织形式的特定原则。

1.1.3　人力资源管理的基本原则

对于人力资源管理基本原则的论述，本章将从狭义上的人力资源管理职能的基本原则和广义上的人力资源管理和整体组织战略的匹配性的基本原则这两方面来进行论述。学习人力资源，基本上都是从人力资源管理的基本职能，也就是招聘与甄选、培训与发展这些方面出发。那么这几个方面有什么基本原则？和组织文化又有什么关系？医院作为一种特定的组织，在这几个方面又有什么独特性？

从微观的人力资源管理的主要内容来讲：人力资源规划，招募与选择、培训与发展、绩效与薪酬设计、员工关怀与成长，遵循的核心首先就是这几个内容的一致性。那么细分到各个步骤或者是实践中，又有哪些关键原则呢？

1. 人力资源规划原则

就人力资源规划来说，我们认为最重要的原则是要兼顾当下的需求性以及对未来可能发生的适应性。人力资源规划是指组织通过分析自身的战略以及发展需要，采用系统和科学的手段来对当下的人力资源需求和分析状况做出分析并对组织未来所要面临的人力资源需求和供给状况做出预测和判断，进而制定相应的人力资源获取、利用、保留和开发计划，以满足组织对人力资源的具体需求，从而不仅帮助组织实现整体战略目标，同时能让人力资源在内部的使用和配比达到合理和高效。由于组织在不同时期针对不同的外部环境以及组织本身不同的战略需求和组织形式，不同的组织对于人力资源的需求自然也不同。一个合理的人力资源规划对于组织目标的实现和组织的整体绩效有着重要的意义。但是在这个过程当中，我们认为，最重要的是对组织当下和未来的需求的分析以及劳动力市场的供给情况和整个社会环境的变化的预测。对当下的准确预测能够确保组织在短时间内实现基本的经营需求，而对未来情况的预测则能够让组织在经营过程中不断适应和调整自身的整体情况，从而在不断变化的外部环境中提高自己的环境适应性以及整体的竞争力。良好的人力资源规划有助于组织战略目标的实现，也有注意组织整体人力资源管理系统的一致性、有效性和稳定性，能够帮助组织在一定程度上尽可能地永葆竞争力。

2．选人用人原则

如何选择对的人，应该是人力资源管理涉及的各个模块当中最重要的一个部分，具有极高的不确定性同时也是最需要并且最难解决的问题。就招募与选择的过程来说，我们认为最重要的是"合适"。"合适"这一概念一直是组织心理学当中的重要研究课题，这里"合适"的概念一般定义为个人对于整体环境的兼容性与适应性，重点在于契合程度。在招募与甄选的过程中的合适体现在候选人与组织三个方面的适应性或者兼容性：①候选人与工作的合适性（Person-Job Fit，P-J）②候选人与组织的适应性（Person-Organization Fit，P-O）③文化适应性（Culture Fit）。

候选人与工作的适应性（P-J Fit）体现在两个方面：候选人与所在职业的合适程度（Person Vocation）；候选人与工作本身的合适程度。

美国约翰·霍普金斯大学心理学教授，美国知名的职业指导专家约翰·霍兰（John Holland）的职业人格特质类型理论认为人们在选择职业时会倾向于那个能够体现和表达自己兴趣的类型。他因此区别出了六种人格特质：现实型（Realistic）、研究型（Investigative）、艺术型（Artistic）、社会型（Social）、企业型（Enterprising）和常规型（conventional）（RIASEC）。感兴趣的读者可以自行测试，找出自己的兴趣所在。当然这并不意味着每个人只能有一种性向。

候选人与工作本身的适应度体现在组织的需求与劳动者供给的合适程度和组织对技能的需要以及候选人能力的匹配程度，也就是说既取决于组织是否需要候选人以及候选人所具备的能力是否能满足组织当下的职位缺口或者是未来的发展需求。

因此，这一方面的合适度主要体现在职位或者岗位本身的具体属性。在这两种情况下判断候选人主要采取的方法是心理计量取向，通过一定的性格测试和心理实验与测试，来衡量和判断候选人是否合适或者是否能胜任其求职的工作岗位。

候选人与组织的适应性体现在与组织相关的三个层面：①候选人与组织整体的契合度（Person-Organization Fit）；②候选人与团队的契合度（Person-Team Fit）；③候选人与直属上级领导的契合度（Person-Supervisor Fit）。对于这一部分的研究起源于人类行为的进化心理学以及社会心理学当中的认知理论。这两种理论观点都假定人类有着平复自己与他人的相似之处的强烈倾向，也有着强烈想要适应外部的倾向，并且这两种倾向具备普遍性与自发性。社会心理学对社会分类和相似吸引的假说研究也支持着人们寻求与他人相似的观点。这个学科的学者认为，人们倾向于把自己的社会世界分为两个相似和不同的个体，她们会被持有相似态度和观点的人所吸引。总而言之，人们重视相似性的倾向是功能性的，因为他维持了合作、社会关系、确定性、一致性以及控制性。因此候选人在职业选择过程中更倾向于选择与自己更为相似和合适的组织，组织在筛选的过程中也更倾向于选择与自己相似或契合度高的候选人。同时，这一兼容性与契合度本身也会促进候选人与组织的磨合与发展。在决定以何种方式与组织契合的情况下主要有补充契合（因相同而契合）与互补契合（因互补而契合）。

在组织心理学中，主导着补充契合的一个主要研究理论框架是 Schneider 等的吸引—选择—摩擦（Attraction-Selection-Attrition，ASA）的个人组织匹配理论。与关注个体及其环境的适应性的理论相反，ASA 理论关注的是由组织中人员的特征所定义的组织。ASA 理论认为，候选人被符合她们个人特征和兴趣的组织所吸引，并选择留在那里。因此，在组织中工作的人，她们在需求、价值观和个性方面都将是相对一致的，与此同时，也证实这些反过来定义了组织的结构、过程和文化。因此在寻求个人与组织的契合度的过程中，关注的主要是个人价值与组织价值与文化的相关性和一致性。

候选人与团队的契合度指候选人作为个体和他们的同事在性别、年龄、成长背景、价值观、工作目标、个人特质，以及所掌握的技能方面的匹配度。研究表明，候选人与团队的契合度对员工整体的工作满意度、工作态度以及组织的认同感有着正相关的关系。同时较高的个人与团队的契合度也对每个个体对整体工作表现有着积极的影响。因此，在招聘与甄选的过程中也要注重是否能辨别和筛选候选人是否和现有的工作团队有着较高的契合度。

候选人与直接管理者的契合度指候选人的性格特征与直接领导人的性格特征的匹配程度。直接管理者的重要性体现在：①他们能够为组织中的个体提供奖励和直接的工作机会以及职业发展（晋升）的机会；②作为"守门人"直接主管是个体与组织整体沟通的主要桥梁与重要渠道，特别是对于即将有意向入职的候选人和新员工来说。直接管理者将他自身已经内化了的对组织的价值观传递到日常的工作环境和工作实践当中，从而通过自己的行为影响并塑造着个体对组织环境的整体体验。根据前面提到的相似吸引假设，个体与直接管理者的相似度可以培养二者之间的包容感和认同感，促进更深层次的领导与下属之间的交流以及更好更快地建立彼此之间的信任。由于相对于新入职的个体来说，直接管理者与组织的整体契合度会更高，价值取向也会更趋向于一致，因此，与直接管理者较高的契合度也能帮助个体尽快地适应和融入组织，同时在一定程度上也能对个人工作表现和获得奖励的机会有更积极的影响。

尽管候选人与直接管理者的契合度和候选人与组织的契合度相关联，在实践中或许很难辨别两者的区别，但是在概念上，二者有显著的区别。候选人与直接管理者的契合度的比较过程更加注重个人性格特质与属性之间的比较，而候选人与组织的契合度更多地体现在组织层面的比较。此外，个人与直接管理者的契合度主要影响员工对日常工作的态度和感受，是直接的也是相对较为显性的，而个人与组织的契合度更多地是员工对整体工作环境和工作过程的体验和感受，是间接的也是相对隐形的，影响的范围之广、持续时间之长也会让个人与直接管理者的契合度多得多。

我们在前面提到，不论是个体与组织、与团队还是与直接管理者的契合度，增进两个主体之间的契合度都需要通过一个相互交流的社会过程。因此，有别于个人与工作或是职业的契合度，这种情况下判断候选人是否与组织、团队以及直接管理者的契合度的理论依据是社会交换理论。

人们对"文化"一词的热衷程度似乎从来都没有减退过。在招聘与甄选的过程中，文化的适应性体现在一个候选人在何种程度上能体现出个人的价值与文化取向及组织的核心信念、态度和行为契合的可能性。由于文化的抽象性与不可测量性，我们很难下定结论说某个候选人与组织文化有较高或者是较低的契合度。我们只能说通过候选人的表现，我们能判断或者是辨别出来，该候选人在文化契合方面，与组织文化有较高或较低的可能性。对于卫生组织而言，服务意识或者利他主义或许是组织文化的重要组成部分，那么，如果前来招聘的医务人员能在招聘的过程中体现出较强的服务意识或者是利他主义，那么这将是该候选人与组织文化有较高契合度的关键信号。

对于候选人与组织文化的适应性和契合度的辨别和判断来说，可能未必像前两种契合度一样要合适的理论依据作为指导，但是可以通过开放性的问题来尝试理解候选人的价值取向与对某种文化的倾向性，由此来判断是否与组织文化契合。比如说：

（1）您希望在一种什么样的文化中成长？（辨别和比较候选人的回答是否能反应组织现在的文化或者是将来想要的文化）

（2）您的价值观是什么？您理想的工作场所需要具备什么样的价值？

（3）您为什么想要来这里工作？

（4）根据您的所见所闻所感受，您会如何形容我们的组织文化？您认为您是否适应这种文化？

（5）您认为您从其他公司或组织学到的最佳的实践方式或工作方式是什么？您认为这些工作方式或最佳实践能在我们的组织环境中得以实现吗？为什么？

（6）您能否跟我描述一段经历，彼时您强烈地感受到自己不适合该组织或公司的文化。为什么当时您会觉得不合适呢？

3. 培训与发展原则

就培训与发展来说，我们认为最重要的是有针对性。培训与发展的主要目的是通过一系列的教育与发展的活动，帮助员工更好地完成他们当下所从事的工作，并为未来发展的需要做准备。培训与发展最终极的目标应当是学习型组织的建立。学习型组织指所属于该组织的所有成员都具备需要终身学习的意识，同时能够专注不断地培养自己的学习能力，并且能够将所学到的新东西持续不断地用于组织的发展。培训与发展的针对性要体现在三个方面：①设计有针对性的培训与发展的方案，这一过程必须从培训需求的调研与诊断出发；②根据诊断结果制订有针对性的学习方案，③针对培训与发展的终极目标—学习型组织的建立，在培训与发展的每一个环节，都注意对组织成员学习意识的加强与学习能力的培养，最终营造一个终身学习的组织文化氛围。本书作者张英在《医院人力资源管理》中对培训与发展职能的整个流程和注意事项给出了详细的步骤和各个步骤所要注意的事项。

4．绩效管理原则

就绩效与薪酬设计来说，我们认为，最重要的原则是合理性。这一过程中的合理性主要体现在绩效考核标准的合理性以及薪酬分配的合理性。

为了明确绩效考核标准的合理性和合理性的实现，我们首先要明确的是，什么是绩效，以及绩效管理的主要内容。绩效管理（performance management），除了绩效，"performance" 在英文中有表演、表现的意思，它强调的是行动者的具体表现。绩效实际上是一个组织雇佣一个员工的目的，体现了组织希望员工有什么样的表现，并且能够有好的表现，让员工去做组织想要他做的事情，并且能够把工作做好。

组织对绩效的关注体现在两个方面，一个是绩效作为一种工作行为，另一个是绩效作为一种结果。当绩效作为一种工作行为时，绩效关注着员工在具体岗位上的工作是如何完成的，同时绩效也关注着员工作为组织成员的绩效，包括组织公民行为（organisational citizenship behaviours）和怠工行为（counterproductive work behaviour）。这里的难点在于，是否所有的行为表现都能够体现员工的"performance"，需要回答的问题包括是否员工与绩效有关所有的行为都能够被观察和测量？个人的行为是如何影响组织的整体表现的。因此，合理性需要体现在测量过程的合理性。

当绩效作为一种结果时，组织关注的是整体的目标是否得以实现，同时关注着个人、团队和组织三个层面的目标实现情况。这里所要处理和解决的关键问题在于目标和结果本身是否具备可量化性和可测量性？我们对绩效的关注重点究竟是体现在目标的实现程度还是目标的实现过程与方法，还是两者都需要兼顾并且有所体现？对于个人、团队和组织三个层面，所期望实现的绩效结果分别是什么，三者之间是否具备关联性？其关联性是如何体现的，又该如何确定和定义三者之间的关联性。因此，当绩效作为一种结果时，合理性首先需要体现在目标设定的合理性。目标的设定通过三种机制影响着组织的整体绩效：①合理的目标具有指令功能，个体的行为会指向与目标相关的活动；②合理的目标具有激励功能，目标刺激个体努力去实现与达成目标；③合理的目标影响持久性，目标可以延长个体为实现目标所花费的努力时间。目标设立的过程当中往往存在以下的问题：①设定的目标会引起冒险行为；②目标可能会随着时间的推移而改变，或者是在事前并不明显；③目标的可测量性可能较低；④多个目标之间可能存在矛盾，并不兼容；⑤组织和个人目标的一致性可能是目标设定的最棘手问题；⑥在实现目标过程中，个体可能会面临着知识、技能与能力的缺失或者是自我效能感与自信心的缺失；⑦过度关注目标可能会导致其他方面黯然失色；⑧目标设定可能是一个高度政治化的过程和结果。因此，在目标设立过程当中，应当充分考虑到以上所要面临的棘手问题，因为一个目标的设定情况在一定程度上决定并影响着个体甚至组织对该目标的完成度。总而言之，当绩效作为一种结果时，关键在于目标设置的合理性。

5. 薪酬管理原则

尽管招聘与甄选是整个人力资源管理过程当中所要面临的最主要矛盾，薪酬管理是雇佣关系中最重要的部分。薪酬管理同时影响着员工的整体职业满意度、生活水平、工作表现和工作动机，也直接影响着雇主的人工成本和最终的收益与效益。同样地，为了明确薪酬分配的合理性，我们也需要首先明确什么是薪酬管理和薪酬管理主要内容有哪些。一般来讲，我们讲的薪酬管理涉及薪酬水平、薪酬结构、薪酬形式或薪酬制度，那么在薪酬管理的过程中，要关注的自然也是薪酬水平、薪酬结构、薪酬形式或制度的合理性。那么，各个部分的重点是什么？其合理性又该如何体现呢？

薪酬水平是指组织相对于产品和服务的提供者和其他劳动力市场竞争对手的总体薪酬水平。一般来讲，组织可以充当市场中的领导者（高于市场水平）、滞后者（低于市场水平）和匹配者（与市场水平略同）。薪酬水平关注组织给个人报酬的数量，而薪酬形式或薪酬制度则决定着各类报酬的分配形式。薪酬结构则关注着个体所得到的报酬的依据（basis of pay）和差距（pay dispersion）。薪酬制度的重要性体现在它能够吸引（或排斥）合适的人才，因为它们能充分表达一个组织的哲学、价值观和实践。

我们会说"有钱能使鬼推磨"，这句话似乎把经济报酬对人的行为的影响放到了决定性的地位，那么事实真的是这样吗？如果是，那么在薪酬体系确立时应该如何应对，如果不是那么除了"钱"还有什么能够使"鬼推磨"？许多社会学和社会心理学的理论被用于尝试解释和理解货币奖励可能对个人和团体产生积极影响的机制，包括弗拉姆（Vroom）的期望理论（Expectance theory），洛克（Locke）的目标设定理论（Goal Setting theory），斯金纳（Skinner）的强化理论（Reinforcement theory），詹森（Jensen）和梅克林（Meckling）的代理理论（agency theory）。值得注意的是，Deci 和 Ryan 在同一问题上，给出了完全不同的视角，他们的认知评估理论（cognitive evaluation theory）认为，奖励可能会对员工的绩效产生消极的影响。他们认为外部的奖励会对员工对于工作的内在动机产生消极的影响。内在动机（intrinsic motivation）是指当一个人在进行自己感兴趣的活动时，即使没有得到明显的奖励，也会尽力地去完成工作，承担责任。外在动机（extrinsic motivation）是指个体完全按照外在的奖励而进行活动的动机。认知评估理论认为，当奖励的接受者把外在奖励视为一种控制或者对自身能力的一种挑战时，奖励接受者的内在动机会因有外在奖励而受到消极的影响。生命的价值和健康的价值无法用经济或者金钱来衡量，对于医师来说，货币和经济报酬也自然不是唯一的激励因素。因此对于医疗行业的从业者的薪酬水平和薪酬结构的设定，需要考虑到在何种程度上依赖于经济或者是货币形式的报酬，才能让该行业的从业人员既能满足基本生活的物质需要，又不至于让他们因外在的报酬而影响对医疗卫生行业的热忱。当然，这对于其他行业也同样适用。

薪酬制度的合理性体现在该制度是否能体现公平性。古语有言，"不患寡而患不均"，这里的公平性需要在绩效过程中关注报酬的分配依据和差距这两个方面，从而实现四个维度的公平性：①薪酬的外部公平性与竞争性；②薪酬的内部公平性与一致性；③绩效工资的公平性；④薪酬分配过程的公平性。

6. 员工成长与关怀原则

就员工成长与关怀来说，我们认为，最重要的原则是能体现对员工的关怀。我们常常听到员工抱怨，认为组织除了在乎员工对组织的经济贡献以外，对其他东西一概不关心。其实不然，为了让员工为组织提供源源不断的生产力，组织自然关心员工是否能够持续的为组织贡献自己的力量。因此，组织自然关心员工成长和关注员工关系的良性发展。员工之所以会对组织有这样的误解，是因为往往组织在这一过程中未能充分考虑到员工的需要，从而真正展现组织对员工的关怀。就像我们在沟通的过程当中，沟通的目的是让信息的接受者和传达者达成共识，但是在沟通的过程和方式方法的选择上，我们总是关注信息的传达者是否清楚地表达他所表达的意思，而非信息的接受者是否充分地理解表达者所要表达的意思。员工的成长与关怀，也就是我们关注的主体，应当是员工是否感受到被关怀和有成长空间，而非组织是否依照理论或是其他案例对员工实施所谓的"关怀"。在设计员工成长与关怀的方案过程中，自然会受到许多挑战和面临各种各样难以解决的问题，但是作为组织来说，必须把握和体现能让员工感受得到关怀。

以上的内容针对性地讲解并论述了人力资源管理的各个模块所要面临的问题和解决过程的基本原则。接下来的内容将概括性的说明，在实现人力资源管理战略和组织整体战略一致性的过程中，有哪些基本原则，也就是战略人力资源管理有哪些基本内容和所要执行的基本原则。

第一，我们在对比人事管理和人力资源管理的时候已经提及，人力资源管理更多地关注着组织的长期发展，对组织整体发展的考量超越日常的运营本身。这不仅仅包括组织日常工作实践的设计，也包含着整体战略设计和组织政策的制定和实施的过程。因此这就要求人力资源管理活动围绕组织的使命、愿景、价值观、总体目标和战略而展开，人力资源政策的构建过程也将考虑到每一个要素之间的相互影响与协调。因此，在实践过程中，关于招聘与选择的优先事项决定应当与组织整体规划和目标确定、绩效管理、奖励、培训与发展、晋升与离职等过程的优先事项相一致。这样，能够在一定程度上确保组织目标实现的一致性，是人力资源职能的重要体现之一。一致性的实现需要合适的资源与系统性的整合。

第二，通过战略人力资源管理，实现人力资源职能的内部（internal）与外部（external）的合适性。人力资源职能内部的合适性体现在人力资源规划、招聘与选择、培训与发展、绩效管理等基本内容的契合度，而外部的合适性体现在人力资源与组织战略以及外部环境要长期的相互适应。

1.2　从文化视角升华人力资源管理的价值

长期以来，文化一直是人类学家和社会学家研究的重点议题，并且构建和产生了许多关于文化的诸多模型和定义。人们逐渐认识到了外部环境对组织经营的重要性，以及组织本身文化对组织内部运营、发展组织成员塑造功能的重要性，也有越来越多的管理学和组织理论研究者开始利用社会学家和人类学家所说的文化的概念去研究组织行为，并为"文化"在组织环境中赋予新的意义——组织文化。

在管理学界以及组织行为学领域，人们对组织文化的研究始于 20 世纪 70 年代，主要是日本模式的崛起让管理学界的学者和实践者意识到文化的重要性。早期关于文化的著作有威廉·大内（William Ouchi）的《Z 理论—美国业界怎样迎接日本挑战》(*Theory Z, How American Business Can Meet the Japanese Challenge*)，理查德·坦纳 帕斯卡（Richard. Tanner Pascale）和安东尼·阿索斯的（Anthony G. Athos）《日本企业管理艺术》(*The Art of Japanese Management*)，艾伦·肯尼迪（Alle n Kennedy）和特伦斯·迪尔（Terrence Deal）的《企业文化—企业生活中的礼仪与仪式》(*Corporate Culture, The Rites and Rituals of Corporate Life*)，托马斯·彼得斯（Thomas Peters）和罗伯特·沃特曼（Robert Waterman）的《追求卓越—美国企业成功的秘诀》(*In Search of Excellence: Lessons from American's Best-Run Companies*) 以及爱德加·沙因（Edgar Shein）的《组织文化与领导力》(*Organizational Culture and Leadership: A Dynamic View*)。也正是这几本著作，奠定了组织文化研究的基石。本章将对文化与组织文化展开深入的论述。

那么人力资源管理职能，在整个医院的运营管理过程中，尤其是在文化建设方面，充当着一个什么样的角色呢？对于任何一个组织也好，公司也好，医院也好，政府部门也好，人力资源管理能够如何实现文化承载价值呢？

1.2.1　以实现人的价值为最终目的

马克思认为："整个历史无非是人的本性不断改变而已"。近百年来的管理史、思想史以及文化史其实都离不开对"人"的认识，即"人"在整个社会存在中到底处于一种什么样的位置。从"工具论""资源论"到今天的"人本论"这一知识脉络来看，人力资源管理和文化建设的最终目的必然地是围绕着"人"来进行的，其终极目的就是实现人的价值。马克思曾在不同领域就人的本质给出三重解答，即人的本质是劳动、人的本质是社会关系、人的本质是人们的需要。学者们普遍认为人的活动分为物质生活活动、精神生活活动和社会生活活动，故而相应地，人性也分为人的自然性质、精神性质和社会性质。从既往的研究来看，人的自然性质是由自然决定的求生存的性质，人的精神性则包括人的精神的内在要求和运动特性两方面。建立在人的自然性质和精神性质之上的人的社会性则需要在组织的管理中予以重视。人的社会性诞生于人对社会的需求当中，可以划分为人的相互依存性、社会交往性、道德性和劳动中的合作性这四个方面的主要内容。围绕人的本质、人的价值的实现，人力资源管理最终也必然地要上升到文化层面，甚至是哲学层面。

在医院的人力资源管理中，我们要时刻关注各级各类医务人员的个人需求。人们在不同时期、不同阶段的需求是不同的，满足不同层次的需求便构成了人们行为的动机。医院作为知识型劳动者集中的地方，应该营造更加民主、平等、团结、合作、友爱的文化氛围，要建立更加灵活和多元化的薪酬体系，有针对性地探索广义薪酬的外延项目。不仅要考虑物质收入，还要建立更具竞争力的薪酬体系、休假制度、福利保障项目等，还要考虑心理收入，如上下级关系、执业安全、培训机会、发展前景等。

个人的价值是"关于理想的、跨情景目标的抽象信念，是人们生活中的指导原则"。个人的价值观是个人关于自我的概念的理解和认同的核心，是在不同时期和不同情况中相对稳定的，以及较为直接的态度和行为。人力资源管理作为以人为主要管理对象的活动，首要的功能就是辨别单个个体所彰显出来的价值，并通过科学的管理手段实现人力资源的合理配置，那么把合适的资源放置到合适的职位或者是岗位上，就是该个体在岗位上职能的体现，也正是通过在岗位上发挥自己的作用，才能实现自我的价值，并增强自我认同感。

此外，把文化建设融入医院人力资源管理，也有利于组织内部员工个人人格的塑造。医疗行业内在固有的公平性和公益性就注定了对从业者的道德要求。合格的医务工作者必须是道德高尚的和有利他主义精神的，并且对生命一视同仁。我们经常讲，一个名医，除了医术以外，还有一个最重要的因素就是医德。

被誉为"中国第一个女医师"，同时也是中国第一个女妇产科医师的"万婴之母"林巧稚女士，她一生接生了大约五万个婴儿。林巧稚女士在 1932 年到 1933 年曾在英国学习，她曾介绍：在她博士学习期间，上护理课的时候，她的教授，一个当时年龄在 60 岁左右的老妇人，在最后一节课上讲：我知道你们都快毕业了，我看得出来，你们认为我教你们的是护理，你们也认为护理学跟你们没有什么关系，因为你们博士毕业以后都会当大医师。但是按照学校的规定，你们还是要参加这一门的考试，才能拿到最后的博士学位。期末考试的时候，这位老教授给林巧稚和她的同学们出了这样一道题目：也就在刚刚十分钟以前，你们诸位走进学校大门的时候，一定会注意到我们学校的门口有一棵橡树，你们刚刚进来的时候，树下一定站着一个人。这个人不是今天早晨站在那儿，她是每天早晨都站在那儿。她在那儿已经 27 年了。她是我们医学院的清洁工，在我们医学院扫地扫了 27 年，每天早上我们是 9:00 上课，她 8:40 的时候，会把校园打扫干净，之后就扶着扫把站在橡树底下，看着我们这些人从他的身旁走过。她很享受这个时刻，因为我们走过干净的校园。老教授说，各位同学，我今天最后一题就问你们，你们走过她身旁已经一年半，我希望你们在卷子的最后，写下一条关于这个清洁工阿姨的准确信息，随便你们写什么：要求只有一条，就是你不能只告诉我，她是女人。

遗憾的是，林巧稚和她的同学，没有一个人能写出来。确实，从来没有一个人留意过自己身边那个平凡又普通的清洁工。参加考试的同学都很紧张，老教授突然对大家说，考试结束了。老教授说："这次考试，我给你们每个人打 50 分，前面的题目都不用做了。50 分不会影响你们毕业，但是这个 50 分，会伴随你们一生。我想告诉你们的是，一个做医师的人，如果连有恩于你的人，你都不感激，你怎么会去感激有求于你的人。扫地的阿姨是有恩于我们的人，你们连有恩于你的人都不放在眼里，又怎么会感觉到有求于你的人是多么的需要帮助。"

这个故事的目的在于强调个人的价值是可以通过文化教育和熏陶所赋予的，而作为人力资源管理，作为组织职能的最重要支撑性功能，在这一方面有着重要的作用。虽然当今的医疗组织形式不同于过去，但是文化的价值和通过为个人赋能的过程来实现个人的价值会随着时代的变化赋予新的意义并同时迎接着新的挑战。

1.2.2　以承担医疗行业的社会责任为根本使命

医疗行业是与人民群众的生活息息相关且公益性极强。在人力资源管理的制度设计与体系构建过程中，必须渗透入这种公益性和服务性。医院文化价值理念的宣扬有助于让员工、患者、政府以及社会上的其他利益相关者充分理解组织的价值观和使命。价值观是一个组织在履行使命、追求愿景、实现战略过程中所秉持的行为准则和价值取向，也是一个组织文化的核心所在。在医院人力资源管理的过程中，必须体现医院、广大医务人员以承担医疗行业的社会责任为根本使命，这也正是医院在整个人力资源管理制度设计过程中有别于其他行业的特点所在。

1.2.3 以凝练和传承医院优秀文化为基本导向

文化是人类社会历史发展的产物。离开了人的创造性活动，包括物质生产活动和精神生产活动，文化无从产生，也无从丰富和可持续的发展。人力资源既是物质财富和精神财富的创造者，也是物质财富和精神财富地传承者。医学技术的进步必然凝结着一代又一代医务工作者的智慧，医院管理风格的形成，必然凝结着一代又一代管理者的心血。在医院人力资源管理中，管理者要善于做"聚焦"工作，要把凝结和传承医院优秀文化作为人力资源管理的基本导向，让医院的优秀文化基因在医院的员工身上一代又一代"遗传"下去。

文化不仅影响着组织的价值取向，同时文化也影响一个社会的价值观。一旦群体文化建立起来，这种文化元素就会被传递给新一代的群体成员。而传递这一过程，充满着复杂性与不确定性。因此，如何科学全面地理解文化这一概念，对如何凝练和传承医院优秀文化有着重要的作用。

1.2.4 人力资源管理影响着医院文化风格的形成

我们在前文也提及，组织里的人力资源活动是围绕着组织的使命、愿景、价值观、目标而展开的。使命是对一个组织存在的最重要的理由所做的陈述，它提供了一个组织存在的目的及其活动范围等方面的信息。愿景是一个组织对于其所追求的结果和目标的描述，它为组织的建立和发展提供了方向。此外，与使命和愿景紧密联系的还有另外一个概念，就是价值观。价值观是一个组织在履行使命、追求愿景、实现目标和战略过程中所秉持的一贯行为准则和道德伦理。价值观是一个组织的基本理念和信仰，这构成了一个组织文化的核心。这意味着，诸如组织文化、心理契约和社会交换理论相关的概念在组织型学习中的地位已经日渐凸显出来，现在正在被继承到人力资源管理过程的模型中。我们已经开始了一个长期的探索过程，实证研究也在调查人力资源政策和实践的方式影响工作满意度，管理手段的有效性，员工的组织认同感以及其他相关方面的影响。

作为高度制度化的行业和组织形式，区别于其他组织形式，医院最大的特点就是既依赖于医务工作者的专业知识力量，又在一定程度上非常依赖政府的政策制定。而正是通过人力资源管理这一职能，人力资源管理的实践者（人力资源部门、中层干部、领导层）和参与者（基本上是每一个内部的利益相关者）才能充分地平衡和评估两者之间的权力关系。

本章通过论述人力资源管理作为管理学框架下的基础性学科的基本发展脉络以及当代人力资源管理的基本原则，为各位读者系统的理解人力资源管理的理论基础提供了支持。亨利·明茨伯格（Henry Mintzberg）在早期的文章中就强调，卫生系统是当代社会最复杂的系统，医院，也是当代社会现存最为复杂的组织类型之一。随着我们对医院作为一种特定的组织形式的认识不断加深，我们对医院的组织和经营形式的研究和探索也不再局限于传统的经济学以及借用营利性组织的经营方式来盲目地学习医院的运营方式。越来越多的研究证实了只有回归组织理论本身，我们才能理解组织背后运行的机制以及底层逻辑，才能更好地把握医院发展的基本脉络。

（张晅榕）

第 2 章　组织文化与医院文化

文化建设逐渐融入医院人力资源管理职能也只是近几年的事。长期以来，医院人力资源管理职能处在日常人事管理的阶段，办理人员进出、考勤、发工资、内部调配、职称晋升、年度考核等一度成为医院人力资源管理部门（过去的名称有人事科、劳资科或政工科等）的核心工作。随着人力资源管理概念的引入，医改政策的推动和医院内部变革的要求，从 2000 年开始，医院的管理者开始重视人力资源管理，在思维模式和管理方法上发生了一些转变，比如，由单纯接收政府人事部门分配人员转变到按医院发展需求引进核心人才，主动到医学院校招聘毕业生；医院管理干部由行政任命转变到竞聘上岗，并实行任期目标考核；绩效考核由年度一次性考核转变到增加月度考核或季度考核，考核内容由单纯的德能勤绩廉，转变到综合评估医疗服务的数量、质量、技术难度、风险责任、成本控制、群众满意度以及社会影响力等，考核的方式由简单的"画叉打钩"式评估转变到综合应用目标管理、平衡计分卡、关键绩效指标（KPI）、目标与关键成果评价法（OKR）等；在医务人员的薪酬分配模式上，由单纯执行"岗位薪级工资＋奖金"转变到系统设计基本工资和绩效工资体系，并逐步探索形成了年薪制、协议工资制、兼职工资制等一些成熟的模式，医院也更加注重在满足个人合理需求的基础上，设计内容丰富，充满人文关怀的"薪酬包"；在员工发展方面，由过去的要求员工高度服从转变到协助员工进行职业生涯规划，逐步树立了医院与员工"合作共享"的新时代人力资源管理理念，有的医院还建立了更有活力的合作机制、平台机制；医院由关注员工的使用与贡献转变到结合医院发展战略和岗位需要进行以培训与能力提升为核心的赋能管理等。总之，20 多年的变迁，医院人力资源管理无论是理论体系的构建，还是实践案例的积累，都取得了令医疗行业和人力资源管理界瞩目的成绩。但医院人力资源管理的理论体系虽然在不断完善，实践案例也越来越丰富，从业者的职业化管理水平也在持续提高，医院人力资源管理所面临的问题却越来越多，解决难度也越来越大，这与整个社会的经济结构转型、社会组织模式转换、个体意识觉醒等诸多因素相关。医院人力资源管理思维的转变和管理体系的构建也不再是"孤岛"事件，今天的医院人力资源管理已经与社会环境、宏观政策、人们的价值取向、生活方式密切相关，这就要求医院人力资源管理的模式和技术必须能够将变化视为常态，通过继续赋予人力资源管理新的职能来适应各种变化，进而提升整个人力资源管理系统的有效性。近两三年，我们欣喜地看到医院人力资源管理者开始注重员工的心理和精神建设，注重把人力资源管理的职能从"物质层面"向"精神层面"提升，把人力资源管理的重心由绩效考核向赋能提升转变，由注重制度流程设计向人文关怀和文化氛围营造转变，人力资源管理在医院的建设与发展中有了更多更大的使命担当。

2.1 文化与组织文化

有学者说："管理的最高境界是文化。""组织最核心的竞争力是文化。"类似的话听起来是有道理的，也挑不出什么毛病，可"文化"的定义却非常的宽泛，美国人类文化学家洛威尔所言"在这个世界上，没有别的东西比文化更难捉摸。我们不能分析它，因为它的成分无穷无尽；我们不能叙述它，因为它没有固定的形状。我们想用文字来定义它，这就像要把空气抓在手里：除了不在手里，它无处不在。"因此，作为要将文化建设落地的医院管理者，必须准确认识和理解文化的定义、内涵、功能与作用以及文化建设的具体路径等。

2.1.1 文化的定义与理解

从各种文献中可以查阅到，众多学者认为最早表述"文化"的是《易经》贲卦象传："刚柔交错，天文也；文明以止，人文也。观乎天文，以察时变，观乎人文，以化成天下。"意思是：日月往来交错生生不息，即"天文"，亦即天道自然规律。"文明以止"，宋代程颐解释为"文明而止"，意思为"文明的高度"。也有学者把"止"解释为归宿、目标，如"止于至善"。"人文"，指人伦社会规律，即社会生活中人与人之间纵横交织的关系。治国者须观察天文，以明了时序之变化，又须观察人文，使天下之人均能遵从文明礼仪，行为止其所当止。人文与天文相对，天文是指天道自然，人文是指社会人伦。季羡林先生曾指出：中国文化的特性最鲜明的表现就是伦理色彩，它所张扬的是三纲六纪（三纲即君为臣纲，父为子纲，夫为妻纲。六纪即诸父有善，诸舅有义，族人有序，昆弟有亲，师长有尊，朋友有旧）以及解决人与人之间关系的精神。梁漱溟先生也说："中国人把文化的重点放在人伦关系上，解决人与人之间怎样相处。"由此可见，中国人自古以来对文化就有深刻的认识，从大处着眼，文化就是调节人与自然，人与人之间的关系的，并通过这种调节使人与自然，人与人能始终处于和谐的状态。

据考证，汉代的刘向第一次将"文化"两字连用。刘向在《说苑・指武》中写道："圣人之治天下也，先文德而后武力。凡武之兴为不服也。文化不改，然后加诛。""文化"一词在这里是指用"文的""非武"的方式，可理解为用思想、理念、知识、制度等对客体施加影响，对客体进行教化、转变的过程。因此，这句话的大意可理解为：圣人治理天下，会先文后武。如果运用武力征服，百姓口服心不服。如果不以文化之，迟早也会受到别人的谴责甚至同样以武力再次讨伐回来。如果延伸一下，我们可理解为：如果不用思想、理念、价值观去统一人们的行为，那么其他方式基本上都是徒劳的。这正显示了文化的价值和魅力所在。

英文中文化（Culture）一词源于拉丁文"Cultura"，其主要意思是指经过人类耕作、培养、教育、学习而发展各种事务和方式，是与大自然固然存在着的事物相对而言的。例如野生的禾苗不是文化，但人类栽培稻、麦等整个过程方式使用的工具及劳动成果等都属于文化的内容。

国外最早关于"文化"概念的定义，则普遍认为是英国人类学家爱德华・泰勒。他在 1871 年出版的《原始文化》一书中，第一次把文化作为一个中心概念提出来，并将文化定义为："文化或文明，就其广泛的民族学意义来说，乃是包括知识、信仰、艺术、道德、法律、习俗和任何人作为一名社会成员而获得的能力和习惯在内的复杂整体。"这可以说是一个关于文化的最早的和较全面的定义，至今仍被人们广泛引用。

下面是现当代有关文化的定义与理解。

《辞海》对文化的定义："从广义来说，指人类社会历史实践中所创造的物质财富和精神财富的总和。从狭义来说，指社会意识形态，以及与之相适应的制度和组织机构。"

《大英百科全书》（1973—1974）将文化分为两类。第一类是"一般性"的定义，将文化等同于"总体的人类社会遗产"；第二类是"多元的、相对的"文化概念，即"文化是一种来源于历史的生活结构的体系，这种体系往往为集团的成员所共有"，它包括这一集团的"语言、传统、习惯和制度，包括有激励作用的思想、信仰和价值，以及在物质工具和制造工具中的体现"。

英国牛津大学出版社商务词典把文化定义为：文化是在一个组织内影响成员行为的价值、信念、规范和传统。文化的完整性和自足性归因于一个事实：即满足人类基本的、实用的及整合化的全部需求。

美国学者克鲁柯亨和凯利对文化的定义：文化是历史创造出的、清晰和不清晰、理性和非理性的所有生活图式，这种图式在任何给定的时间都作为一种人类行为的潜在指导而存在。

麻省理工学院艾德佳·沙因给文化下的定义：文化，是人们朝着一个共同的目标一起工作的方式，这种方式一直以来被大家所沿用并且一直行之有效，以至于人们根本不会想到要以另一种方式去做事。特定文化一经形成，人们就自动地去做要取得成功需要做的事。

瑞士心理学家荣格对文化的理解："一切文化都沉淀为人格。不是歌德创造了浮士德，而是浮士德创造了歌德。"

余秋雨认为："文化，是一种包含精神价值和生活方式的生态共同体。它通过积累和引导，创建集体人格。"按照独特性和实践性标准，他把中国文化概括为三个"道"：在社会模式上，建立了"礼仪之道"；在人格模式上，建立了"君子之道"；在行为模式上，建立了"中庸之道"。余秋雨同时认为中国文化的弊病，可概括为三个弱项：疏于公共空间、疏于实证意识和疏于法治观念。

景惠管理研究院张英曾多次论述：文化你根本不可能触摸得到，只能感觉出来。文化很难能够清晰地表述出来，但它像基因一样，难以改变，又起决定性作用。

2.1.2　组织文化定义与理解

1. 对个体与组织的认识

我们要想深入了解组织文化，就需要了解个体与组织的相关概念，并对它们的相互关系有所认识。

个体是指处在一定的社会关系网络状态中，通过个体所拥有的经济、社会、文化、能力等资源而体现出一定的能力与价值，并显著地区别于他人，是单个个体与他人交往方式的总和。在中国的传统文化中，一般会重视集体价值而淡化个体价值，如《论语》中的"一箪食，一瓢饮，在陋巷，人不堪其忧，回也不改其乐。贤哉，回也！"东西方文化的交融和现代社会的快速发展，逐渐颠覆了以丧失个体为代价的传统文化价值观，明确了作为独立个体的"人"的价值，认同每一个个体的能力和价值，认同满足个体合理需求的正当性。人们同时也清醒地认识到，个体的存在与价值实现，始终是在与群体、社会的共生互动中实现的，事实上也不可能存在不与社会产生联系的"独立"个体。

组织则是一种有意协调的社会单元，由两个以上的人组成，在一个相对连续的基础上运作，以达到共同的目标或一系列目标。如医院、学校、军队、政府、会计师事务所、律师事务所以及管理咨询公司等都是典型的组织。

彼得·德鲁克对于个体与组织曾有一段颇受人推崇的论述：在一个由多元的组织所构成的社会中，如果组织不能负责任的独立自治的运转，我们将不可能拥有个人主义，我们将不可能拥有一个人人都有机会实现自己梦想的社会。相反我们将让自己置身于被完全控制的组织之中，在那里谈独立自治就是自欺欺人了。

在一个由多元的组织所构成的社会中，使我们的各种组织负责任的、独立自治的、高绩效的运作，是自由和尊严的唯一保障。有绩效负责任的管理，是对抗和替代集权专制的唯一选择。

彼得·德鲁克的这段话，对个体、组织及其相互关系论述得非常精辟，也彰显了他一贯的真知灼见。

2．对组织文化的定义与理解

1970 年，美国波士顿大学组织行为学教授 S. M. 戴维斯在《比较管理—组织文化展望》一书中首次提出组织文化的概念。彼得·德鲁克在 1971 年指出"管理也是文化。"1980 年美国《商业周刊》以醒目的封面标题报道"组织文化"问题，自此，组织文化在学术界和企业界达成了共识。随着改革开放，国外的管理理论逐步引入中国，并被借鉴应用，在我国也开始了有关组织文化的研究与实践。

彼得·德鲁克认为组织文化是一系列经营原理，包括做什么与不做什么以及如何认识顾客等价值观，这种价值观决定了组织的成长空间。

爱德加·沙因认为组织文化是在组织成员相互作用的过程中形成的，为大多数成员所认同的，并用来教育新成员的一套价值体系（包括共同意识、价值观念、职业道德、行为规范和准则等）。他认为组织文化是一种模式，且该模式主要包括某个团体在解决其外部适应与内部整合问题时所形成的一些基本假设。若该模式运转良好且被所有成员认为是有效的，就能将其作为新成员认识、思考和感受问题时必须掌握的正确方向，而这些假设也随之变得根深蒂固，为组织成员所共享。

斯蒂芬·P. 罗宾斯在他的经典著作《组织行为学》中对组织文化给出了清晰的定义并描述了组织文化的本质所在。

斯蒂芬·P. 罗宾斯认为：组织文化（Organizational culture）是指组织成员的共同价值观体系，它使组织独具特色，区别于其他组织。下面 7 个特征是组织文化的本质所在：

创新与冒险：组织在多大程度上鼓励员工创新和冒险。

注意细节：组织在多大程度上期望员工做事缜密、善于分析、注意小节。

结果定向：组织管理人员在多大程度上集中注意力结果而不是强调实现这些结果的手段与过程。

人际导向：管理决策在多大程度上考虑到决策结果对组织成员的影响。

团队定向：组织在多大程度上以团队而不是个人工作来组织活动。

进取心：员工的进取心和竞争性如何。

稳定性：组织活动重视维持现状而不是重视成长程度。

国外学者普遍认为，组织文化是组织长期生产经营中形成的一种思想体系，涉及生产活动、价值观、道德规范、文化传统、风俗习惯等各个方面并彼此相关。该思想体系能够凝聚组织内部各种力量并遵从共同的指导思想和经营哲学。

综合国内外学者的定义和观点，我们可以把组织文化定义为：组织文化是指组织在长期的实践活动中所形成的并且为组织成员普遍认可和遵循的具有本组织特色的价值观念、团体意识、职业道德、行为规范和思维模式等的总和。它使组织具有特色并区别于其他组织。

3．主要的组织文化理论

（1）迪尔和肯尼迪的组织文化因素理论

Deal 和 Kennedy 于 1981 年出版了《企业文化——现代企业的精神支柱》一书，这本书的出版是组织文化理论诞生的标志性著作。他们认为，企业文化是由企业环境、价值观、英雄、习俗和仪式、文化网络五个因素所组成，而五个因素所起的作用是不同的。

Deal 和 Kennedy 把西方组织文化分为四种类型，即强人文化、"拼命干 / 尽情玩"文化、攻坚文化、过程文化。四种类型取决于两种因素：一是企业经营活动的风险程度；二是企业及其雇员工作绩效的反馈程度。

（2）威廉·大内的 Z 理论

威廉·大内认为，日本企业的经营管理效率之所以比美国高，是因为其在企业管理中形成了良好的团队文化，称为"日本式"团队文化。在这样的团队文化氛围中，日本企业形成了特有的管理手段：终身雇佣制、缓慢的评价与晋升制度以及多专业多岗位的职业经历。

Z 理论认为，一切企业的成功都离不开信任、敏感与亲密，因此主张以坦白、开放、沟通作为基本原则来实行"民主管理"。

（3）帕斯卡尔、阿索斯和麦肯锡的"7S"管理框架

麦肯锡（McKinsey）管理咨询公司的丹尼尔根据帕斯卡尔（Pascale）和阿索斯（Athos）1981 年合作出版《日本管理的艺术》一书的相关内容，构建了管理学上麦肯锡风格的"7S 框架"或"7S 模型"。

在"7S 框架"中，共同的价值观（Shared values）处于中心地位，其他 6 个要素黏合成一个整体，是决定企业命运的关键性要素。战略（Strategy）、结构（Structure）、制度（System）是硬管理要素，技能（Skill）、人员（Staff）、作风（Style）和共同的价值观（Share values）是软管理要素。

（4）柯林斯的卓越组织的文化特质理论

吉姆·柯林斯（Jim Collins）的团队通过对于卓越组织管理实践的深入跟踪研究，完成了关于卓越组织文化特质的"三部曲"：《基业长青》（1994）、《从优秀到卓越》（2001）、《选择成就卓越》（2011）。

组织实现从平庸到卓越的飞跃，必须要有训练有素的文化，这是《优秀到卓越》中的观点。《选择成就卓越》中柯林斯研究了不确定的环境下什么驱使有些组织可以以十倍的速度领先于同行，这种组织被称为"十倍领先者"，研究发现，十倍领先者拥有独特的三种文化特质：高度自律，实证创新，转危为安。

（5）彼得斯和沃特曼的革新性文化理论

Peters 和 Waterman 于 1982 年出版了《追求卓越》一书，提出了革新性文化理论，认为杰出的公司有其独特的文化品质，这些品质使它们脱颖而出，鹤立鸡群。

Peters 和 Waterman 在 "7S" 管理框架的基础上，提出了杰出公司组织文化的八大特征：采取行动；接近顾客；发挥自主性以及创业精神；通过人来提高生产率；建立正确的价值观，并积极实行；做内行的事；组织单纯，人员精干；宽严并济。

（6）吉尔特霍夫斯塔德组织文化理论

该理论认为影响管理活动或管理决策模式的文化层面主要有 4 个方面：个人主义和集体主义，权利差距，不确定性规避，价值观的男性与女性维度。

文化的个人主义和集体主义层面反映的是不同的社会对集体主义态度不同。在集体主义盛行的国家中，每个人必须考虑他人利益，组织成员对组织具有精神上的义务和忠诚。而在推崇个人主义的社会中，每个人只顾及自身的利益，每个人自由选择自己的行动。

权利差距在组织管理中常常与集权程度、领导和决策联系在一起。在一个高权力差距的组织中，下属常常趋于依赖其领导人，在这种情况下，管理者常常采取集权化决策方式，管理者做决策，下属接受并执行。而在低权力差距的组织中，管理者与下属之间，只保持一个较低程度的权力差距，下属则广泛参与影响他们工作行为的决策。

不确定性规避倾向影响一个组织使其活动结构化需要的程度，也就是影响到一个组织对风险的态度。在一个高不确定性规避的组织中，组织就越趋向建立更多的工作条例、流程或规范以应付不确定性，管理也相对是以工作和任务指向为主，管理者决策多为程序化决策。在一个弱不确定性规避的组织中，很少强调控制，工作条例和流程规范化和标准化程度较低。

文化的价值观中，男性度与女性度和长期取向两个维度也在不同程度上影响到管理者的决策方式。

4．组织文化的模型

模型是指对于某个实际问题或客观事物、规律进行抽象后的一种形式化表达方式。组织文化模型就是从不同维度或采取不同结构方式对形成和影响组织文化的要素进行抽象化概括。比较经典和知名的组织文化模型示例如下。

1）丹尼森组织文化模型

瑞士洛桑国际管理学院著名教授丹尼尔·丹尼森，在经过对 1500 多家样本公司的研究后，指出适应性（adaptability）、使命（mission）、参与性（involvement）与一致性（consistency），这四大文化特征对一个组织的经营发展，具有重大影响。

四个文化特征又包含若干维度，各个特征的维度内容释义如下。

（1）参与性

参与性（involvement）：涉及员工的工作能力、主人翁精神和责任感的培养。公司在这一文化特征上的得分，反映了公司对培养员工、与员工进行沟通，以及使员工参与并承担工作的重视程度。参与性有三个维度。

① 授权：员工是否真正授权并承担责任？他们是否具有主人翁意识和工作积极性。

② 团队导向：公司是否重视并鼓励员工相互合作，以实现共同目标？员工在工作中是否依靠团队力量？

③ 能力发展：公司是否不断投入资源培训员工，使他们具有竞争力，跟上公司业务发展的需要，同时满足员工不断学习和发展的愿望？

（2）一致性

一致性（consistency）：用以衡量公司是否拥有一个强大且富有凝聚力的内部文化。一致性有三个维度。

① 核心价值观：公司是否有一套大家共同信奉的价值观，从而使公司员工产生强烈的认同感，并对未来抱有明确的期望？

② 配合：领导者是否具备足够的能力让大家达成高度的一致，并在关键的问题上调和不同的意见？

③ 协调与整合：公司中各职能部门和业务单位是否能够密切合作？部门或团队的界限会不会变成合作的障碍？

（3）适应性

适应性（adaptability）：主要是指公司对外部环境（包括客户和市场）中的各种信号迅速做出反应的能力。适应性有三个维度。

① 创造变革：公司是否惧怕承担因变革而带来的风险？公司是否学会仔细观察外部环境，预计相关流程及变化步骤，并及时实施变革？

② 客户至上：善于适用环境的公司凡事都从客户的角度出发。公司是否了解自己的客户，使他们感到满意，并能预计客户未来的需求？

③ 组织学习：公司能否将外界信号视为鼓励创新和吸收新知识的良机？

（4）使命

使命（mission）：用于判断公司是一味注重眼前利益，还是着眼于制订系统的战略行动计划。使命有三个维度。

① 愿景：员工对公司未来的理想状况是否达成了共识？这种愿景是否得到公司全体员工的理解和认同？

② 战略导向和意图：公司是否希望在本行业中脱颖而出？明确的战略意图展示了公司的决心，并使所有人都知道应该如何为公司的战略作出自己的贡献。

③ 目标：公司是否周详地制定了一系列与使命、愿景和战略密切相关的目标，可以让每个员工在工作时做参考？

丹尼森组织文化模型诊断问卷共有 60 道陈述题，这些题目描述组织文化的各个不同方面以及机构的运作方式。回答问卷时，只需要就每一条陈述说明同意或不同意。然后根据所有参与者的答题情况做出综合诊断评估。因为丹尼森组织文化调查使用的是标准分，要使用全球基准数据库进行对比，只有把组织放至更广阔的背景中进行比较，才会看到公司在行业或是地区乃至全球公司中的表现。由于丹尼森组织文化调查使用的数据库来源于全球公司，所以中国医院即使得到调查结论，如果与全球基准数据库进行对比，其实没有多大实际意义。因此，国内医院管理咨询机构景惠管理研究院在应用相关的文化诊断工具时，都仅限于借鉴参考，真正应用时只能借鉴设计适合本土医院的调研问卷。

2）艾德佳·沙因组织文化模型

Edgar Schein 认为组织文化的内涵包括三个方面（表 2-1）。

表 2-1　组织文化的内涵

在外部环境中求得生存	整合人的组织	五个深层次的基本假设
使命、战略和目标	共同的语言和概念	人与自然的关系
手段：结构、系统和流程	组织边界：谁进谁出	现实与真理的本质
度量：纠偏和修正系统	如何定义人际关系	人性的本质
	报酬和地位的分配	人际关系的本质
		时间和空间的本质

沙因组织文化模型定性的组织文化诊断和评价步骤包括以下十步。

第一步，获取组织领导者的承诺和支持。

第二步，找几个组织成员（最好是组织的新进人员）以及对组织文化的概念和理论比较熟悉的人（可以是外部咨询专家）组成文化诊断和评价小组，进行面对面地讨论。

第三步，选择合适的访谈环境，可以在一个有墙的房间里，装上一些活动挂图，以便将讨论的结果直观形象地呈现出来。

第四步，向小组成员说明讨论的目的和意义，以及要达成的目标。

第五步，向小组成员解释表象、表达的价值观和共同的默认的假设这三个层面上的文化概念，保证所有小组成员都能理解。

第六步，识别表象。

第七步，识别组织的价值观。

第八步，识别组织共享的基本假设。

第九步，评价这些共享的基本假设。

第十步，形成正式的书面报告并进行连接分析。

3）弗恩斯·特朗皮纳斯文化模型

弗恩斯·特朗皮纳斯（Fonts Trompenaars）根据他的组织文化纬度将组织文化分为四种类型：家族型组织文化、保育器型组织文化、导弹型组织文化、埃菲尔铁塔型组织文化。

（1）家族型组织文化

家族型组织文化可能是最古老的一种文化，这是一种与人相关的文化，而不是以任务为导向的。在这种文化中，组织的领导者就像是组织的"父亲"，有较高的权威和权利。组织更倾向于直觉的学习而不是理性的学习，更重视组织成员的发展而不是更好地利用员工。当组织出现危机，通常都不会被公布出来，所以尽管在组织内部温暖、亲密和友好，但是这种内部一体化是以较差的外部适应性为代价的，他们能够在相互拥抱和亲吻之中破产倒闭。

（2）保育器型组织文化

保育器型组织文化是一种既以人为导向，又强调平等的文化。这种文化富于创造性，孕育着新的观点。由于强调平等，所以这种文化的组织结构是最精简的，等级也是最少的。在这样的文化中，组织成员共同承担责任并寻求解决办法。

（3）导弹型组织文化

导弹型组织文化是一种平等的、以任务为导向的文化。在这种文化中，任务通常都是由小组或者项目团队完成的，但是这种小组都是临时性的，任务完成，小组就会解散。成员们所做的工作都不是预先设定好的，当有需要完成的任务时，便必须去做。

（4）埃菲尔铁塔型组织文化

埃菲尔铁塔文化从组织结构上看起来很像埃菲尔铁塔，等级较多，且底层员工较多，越到高层人数越少。每一层对于其下的一层都有清晰的责任，所以组织员工都是小心谨慎的。对组织的任何不满都要通过一定的章程和实情调查才有可能反映到高层管理者。在这种文化的组织中，组织成员都相信需要必需的技能才能保住现在的职位，也需要更进一步的技能才能升迁。

4）杰弗里·桑南菲尔德文化模型

杰弗里·桑南菲尔德提出了一套标签理论，它有助于我们认识组织文化之间的差异，认识到个体与文化的合理匹配的重要性。通过对组织文化的研究，他确认了四种文化类型。

（1）学院型组织文化

学院型组织是为那些想全面掌握每一种新工作的人而准备的地方。在这里他们能不断地成长、进步。这种组织喜欢雇用年轻的大学毕业生，并为他们提供大量的专门培训，然后指导他们在特定的职能领域内从事各种专业化工作。

（2）俱乐部型组织文化

俱乐部型公司非常重视适应、忠诚感和承诺。在俱乐部型组织中，资历是关键因素，年龄和经验都至关重要。与学院型组织相反，它们把管理人员培养成通才。

（3）棒球队型组织文化

棒球队型组织鼓励冒险和革新。招聘时，从各种年龄和经验层次的人中寻求有才能的人。薪酬制度以员工绩效水平为标准。由于这种组织对工作出色的员工给予巨额奖酬和较大的自由度，员工一般都拼命工作。在会计、法律、投资银行、咨询公司、广告机构、软件开发、生物研究领域，这种组织比较普遍。

（4）堡垒型组织文化

棒球队型公司重视创造发明，而堡垒型公司则着眼于公司的生存。这类公司以前多数是学院型、俱乐部型或棒球队型的，但在困难时期衰落了，现在尽力来保证企业的生存。这类公司工作安全保障不足，但对于喜欢流动性、挑战的人来说，具有一定的吸引力。

5）约翰·科特和詹姆斯·赫斯科特文化模型

哈佛商学院的两位著名教授约翰·科特（John P. Kotter）和詹姆斯·赫斯科特（James L. Heskett）于 1987 年 8 月至 1991 年 1 月，先后进行了四个项目的研究，依据组织文化与组织长期经营之间的关系，将组织文化分为三类。

（1）强力型组织文化

在具有强力型组织文化的公司中，员工们方向明确，步调一致，组织成员有共同的价值观念和行为方式，所以他们愿意为企业自愿工作或献身，而这种心态又使得员工们更加努力。强力型组织文化提供了必要的企业组织机构和管理机制，从而避免了组织对那些常见的、阻碍组织活力和改革思想的官僚们的依赖，因此，它促进了组织业绩的提升。

（2）策略合理型组织文化

具有这种组织文化的企业，不存在抽象的、好的组织文化内涵，也不存在任何放之四海而皆准、适合所有企业的"克敌制胜"的组织文化。只有当组织文化"适应"企业环境时，这种文化才是好的、有效的文化。不同的组织，需要不同的组织文化，只有文化适应于组织，才能发挥其最大的功能，改善企业经营状况。

（3）灵活适应型组织文化

市场适应度高的组织文化必须具有同时在公司员工个人生活中和公司企业生活中都提倡信心和信赖感、不畏风险、注重行为方式等特点，员工之间相互支持，勇于发现问题、解决问题。员工有高度的工作热情，愿意为组织牺牲一切。

6）卡特赖特和科伯文化模型

卡特赖特（Cartwright）和科伯（Cooper）于1992年提出四种文化类型。这四种组织文化的区别在于权力是集中的还是分散的，以及政治过程是以关键人物还是以要完成的职能或人物为中心的。

（1）权力型组织文化

权力型组织文化也叫独裁文化，由一个人或一个很小的群体领导这个组织。组织往往以企业家为中心，不太看重组织中的正式结构和工作程序。随着组织规模的逐渐扩大，权力文化会感到很难适应，开始分崩离析。

（2）作用型组织文化

作用型组织文化也叫角色型组织文化。在这样的组织里，你是谁并不重要，你有多大能力也不重要，重要的是你在什么位置，你和什么人的位置比较近，做每件事情都有固定的程序和规矩，人们喜欢的是稳重、长期和忠诚，有的甚至是效忠。这种文化看起来安全和稳定，但是当组织需要变革的时候，这种文化则会受到较大的冲击。

（3）使命型组织文化

使命型组织文化也叫任务文化。在这种文化中，团队的目标就是要完成设定的任务。成员之间的地位是平等的，这里没有领导者，唯一的老板就是任务或者使命本身。有人认为这是最理想的组织模型之一，但这种文化要求公平竞争，而且当不同群体争夺重要的资源或特别有利的项目时，很容易产生恶性的政治紊乱。

（4）个性型组织文化

个性型组织文化是一种既以人为导向，又强调平等的文化。这种文化富于创造性，孕育着新的观点，允许每个人按照自己的兴趣工作，同时保持相互有利的关系。在这样的组织里，组织实际上服从个人的意愿，但是很容易被个人左右。

7）金·卡梅伦和罗伯特·奎因对立价值观文化模型

金·卡梅伦和罗伯特·奎因在《组织文化诊断与变革》（第3版，中文版2020年1月出版）一书中提出了对立价值观文化模型。他们认为区分组织有效性的一个维度为强调灵活性、自由和动态与强调稳定性、有序和受控；另一个维度为强调内部导向性、整合和统一与强调外部导向性、差异和竞争。这四种核心价值观的显著特点在于它们代表了截然不同或者说彼此互斥的假设。每个连续体一端所强调的核心价值观与另一端完全相反——灵活性与稳定性、内部性与外部性。因此，这两个维度所形成的四象限中，处于对角线的两个象限也是迥然不同或者说互相矛盾的。这就形成了部落（合作）型、委员（创造）型、等级（控制）型、市场（竞争型）四种文化类型。如图 2-1 所示。

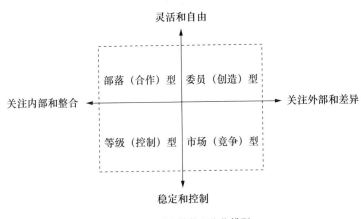

图 2-1　对立价值观文化模型

各类型文化的特点如下。

等级（控制）型文化与等级（控制）型相匹配的组织的典型特征是工作环境的正式化和结构性。程序规定了人们做什么。有效的领导者首先是优秀的协调者和组织者。维持组织顺畅运行至关重要。组织长期的关注点是稳定性、可预测性和效率。正式的规则和政策将组织统一起来。

（1）市场（竞争）型文化

市场（竞争）型文化以结果为导向。领导者是进取心十足的生产者，也是强硬的、苛求的竞争者。将组织凝聚在一起的黏合剂就是致力于获胜。长期的关注点是采取竞争措施、实现扩张目标和指标。成功的定义是市场份额和市场渗透，在竞争中获胜、在市场中赢得领导地位至关重要。

（2）部落（合作）型文化

部落（合作）型文化类似于家庭组织。共同的价值观和目标、凝聚力、参与性、个性化以及"我们"的集体意识渗透于部落型文化中。部落型文化的典型特征是团队协作、员工参与项目和公司向员工提供承诺。领导者扮演的角色是导师甚至是家长。将组织凝聚在一起的因素是忠诚和传统。员工的敬业度非常高。组织强调从个人成长中获得长期利益，极强的员工凝聚力和良好的士气很重要。人们对成功的评价标准是内部氛围、关怀员工。组织优先强调的是团队精神、参与和共识。

（3）委员（创造）型文化

委员（创造）型文化的特征是动态的、富有创业精神和创造性的工作场所。人们乐于冒险和承担风险。有效的领导者是愿景型、创新型的，是以风险为导向的。将组织凝聚在一起的黏合剂是对试验和创新的投入。关注点是始终处于新知识、新产品和新服务的前沿。时刻准备开展变革、应对挑战是至关重要的。组织长期关注点是快速成长和获取新资源。成功意味着生产独特的、具有原创性的产品和服务。

2.2 医 院 文 化

医院人力资源管理的职能是通过人力资源规划、组织结构设计、招聘与配置、教育培训、绩效评估、薪酬与激励、职业发展等管理形式对医院内部与外部的相关人力资源进行有效运用，以保证医院目标的实现与员工发展的最大化。显而易见，医院人力资源管理的一系列活动，目的是让每一位员工充分发挥他们的主观能动性，作出最大的贡献和创造最大的价值，使每个人的才能全部地朝着有利于达成医院目标的方向发展，让医院实现最优的组织绩效。要实现这一目的，医院的运营与管理从最初他律的制度、规章、守则发展到自律的行为规范，其中起主导作用的是全体员工对医院的核心价值观的认同——即医院文化。

2.2.1 医院文化的定义与理解

参照组织文化的定义，我们可以将医院文化定义为：医院文化是医院在发展过程中形成的并为全体成员遵循的共同意识、价值观念、思维方式、职业道德、行为规范的总和。

定义中所涉及概念解释如下。

共同意识是指医院经营活动中员工应该具有的基本理念，反应医院对待社会义务的基本态度和医院存在的社会价值。

价值观念是指医院的价值取向，即医院在追求经营成功过程中所推崇的基本信念，是被全体或多数员工认同的关于医院意义的终极判断。

思维方式是指员工习惯性的思考问题的方式。

职业道德是指在医疗职业活动中应遵循的、体现医疗行业特征的、调整医务人员的职业行为准则和规范。

行为规范是指员工采取行动的指导原则和行为准则。

2.2.2　医院文化的主要功能

1. 导向功能

医院文化具有很强的示范与引领作用。医院文化的导向功能体现在对全院员工的价值观及行为层面所起的引导作用，使之符合医院的整体要求。医院文化能够在"润物细无声"中达到对员工思维模式、行为模式的引导。优秀的医院文化在无形中规定着员工具有崇高的理想和追求，并引导其主动适应健康的、先进的、有发展前途的社会需求，去和医院的目标保持一致。医院文化通过强调文化塑造来引导员工的行为，使员工的行为能够符合医院的整体利益和长远目标，符合社会和公众对医疗服务的心理期望。

2. 凝聚功能

文化是医院的黏合剂，可以把组织成员紧紧地黏合、团结在一起，使大家的目的明确、协调一致。医院员工凝聚力的基础是医院的共同愿景和发展目标。医院的发展目标选择明确，就能够把医院的利益和绝大多数员工的利益统一起来，是一个组织与个人双赢的目标。在此基础上，医院就能形成强大的凝聚力。优秀的医院文化对员工的思想、性格、兴趣等起潜移默化的影响作用，使员工自觉不自觉地接受医院的共同信念和价值观，从而把个人融合到集体中，最终形成团队的合力。

3. 激励功能

激励是一种精神力量和状态。医院文化所形成的医院内部文化环境和价值导向能够起到精神激励的作用，将员工的积极性、主动性和创造性激发和调动起来。优秀的医院文化可以起到塑造医院品牌的作用，从而增强员工对医院的认同感和自豪感。

4．约束功能

医院文化一旦确立，对每个员工的思想和行为都具有约束和规范作用。这种规范和约束，来自医院内部的习惯、传统、观念和外部环境因素等，是医院精神、医院价值和传统风气对员工行为的"软约束"。

5．辐射功能

医院文化的辐射功能，是指医院文化一旦形成较为固定的模式，它不仅会在医院内部发挥作用，对医务人员产生影响，而且也会通过各种渠道对社会产生影响。

6．调适功能

医院文化的调适功能，是指医院文化可以帮助新进成员尽快适应医院内外部环境，使自己的价值观和医院相匹配。在医院进行变革的时候，医院文化也可以帮助员工尽快适应变革后的局面，减少因为变革带来的压力和不适应。

2.2.3　医院文化建设的内涵

有关组织文化建设内涵的理论非常多，影响力最大的如"组织文化三层次法"，即组织文化建设分为核心层—精神文化建设；中间层—制度与行为文化建设；外表层—物质文化建设。医院管理咨询机构景惠管理研究院在长期的医院文化建设咨询实践中，提出了"医院文化建设五层次法"，理念层面、制度层面、行为层面、氛围层面和标识层面。

1．理念层面的医院文化建设

理念层面的文化反映出医院核心价值观的要求，为医院为什么存在提供意义和精神解释。医院理念文化是医院文化的核心和灵魂，是医院全体员工在长期实践中建立起的群体意识，是医院发展的原动力。包括医院愿景、医院精神、医院价值观、医院经营理念、医院管理理念、医院服务理念等。理念文化一旦形成并被员工认同，就会产生规范和自律作用，凝聚士气，把员工的思想行为统一到实现医院的愿景和奋斗目标上来。

医院文化的理念体系主要包括以下几个。

医院愿景：医院愿景是医院未来的发展理想，也就是描绘医院在一定时期内的发展蓝图和所要实现的目标。

医院宗旨：医院宗旨是医院存在的目的和意图。

医院核心价值观：医院核心价值观是指医院员工对工作、患者、自己的职业、对个人与医院以及医患关系等基本价值取向的信念、信仰和理想。

医院精神：医院精神是医院全体或多数员工共同一致，彼此共鸣的内心态度、意志状况和思想境界。医院精神是医院宗旨、价值观、管理理念的集中体现，它构成医院文化的基石。

医院管理理念：医院管理理念是指导医院实施管理活动的基本思想、价值观念、行为准则等，是医院开展各种活动的前提和基础。

医院人力资源管理理念：医院人力资源管理理念是指如何认识员工的价值，如何处理与员工的关系，以及在选人、用人、育人、留人中所秉持的价值理念。

医院质量管理理念：医院质量管理理念是提升医疗质量（涵盖医疗、护理、行政、后勤等各个方面的全面质量），不断提升服务品质，提高患者满意度和社会美誉度的基本价值观念。

医院学术理念：医院学术理念是医院在开展学术研究和应用学术成果时所遵循的基本价值观念。

医院服务理念：医院服务理念是指医院及员工在提供医疗过程中如何认识自身的角色、如何定位患者的需求，如何理解医疗服务的构成要素并对这些要素进行有效组合的最基本的思考与做事观念。

医院院训：医院院训是对全体员工的告诫与警醒，它既是医院办院宗旨、治院精神的反映，又是一所医院院风的集中表现。

提炼医院文化理念的主要方式一般为访谈老员工、召开座谈会、发放问卷、理论研讨、以一定的正规方式表决通过等形式，最终达到理念与医院真实或倡导的文化相契合。

以下是景惠管理研究院在实施医院文化建设咨询时，配合医院提炼形成的理念文化体系示例。

（1）陕西省汉中市人民医院

医院愿景：建设服务汉中、辐射周边的区域医疗中心，为群众提供更加安全高效的优质医疗服务，成为深受公众信赖和行业知名的三级综合医院。

办院理念：突出以患者为中心、以医疗教学科研为一体，向特色技术要市场，向优质服务要信任，向精益管理要效益。

医院精神：求真　合作　创新　自律

核心价值观：在工作中享受快乐，在奉献中体验幸福。

经营理念：诚信经营　特色强院　树立品牌　争创一流

质量理念：质量是医院生存与发展的基石。

形象目标：患者信赖　员工拥护　同行尊重　社会满意

服务理念：以感恩的心态，为患者提供充满人文情怀的医疗服务。

管理理念：优质安全　高效低耗　和谐发展　追求卓越

医院人才理念：尊重员工个性，倡导团队合作。

战略定位：特色技术　精益管理　低端价位　高端服务

医院院训：每个医务人员的经验和成功都是患者用痛苦甚至是生命的代价换来的。我们应当永远感谢他们。以高尚的医德，给患者提供优质服务，这是我们的天职。

（2）大连医科大学附属本溪金山医院

医院愿景：建设学科优势领先、服务特色明显、管理规范精细、社会声誉良好、充满人文情怀的省内知名综合性医院。

医院使命：为本溪人民群众的健康保驾护航，使医院发展、职工成长、人民满意。

医院宗旨：以患者为中心　以质量为核心　以奉献为快乐　以满意为宗旨

医院核心价值观：精诚奉献　患者至上

医院精神：敬业爱岗　团结协作　勤于学习　敢于创新

医院发展战略：优化外部环境　深化内部改革　推进优质服务　推广医院品牌

医院经营理念：安全　优质　诚信　和谐

医院管理理念：规范化　精细化　人性化　职业化

医院人力资源管理理念：竞争选才　岗位育才　发展聚才　事业留才

医院质量管理理念：安全为本　严守规程　精益求精

医院学习理念：创建学习团队　创造医院未来

医院服务理念：技术至精　服务至细　环境温馨　关怀备至

医院院训：厚德精医　诚信自律

（3）深圳市宝安纯中医治疗医院

医院愿景：全方位创新办院发展模式，建设临床型与研究型相结合的纯中医治疗医院，成为粤港澳大湾区中医药高地、中国和世界纯中医治疗医院的标杆医院。

医院使命：发掘中医药宝库源脉，传承中医药哲学智慧，传播中医药文化精华，推进中医药产学研一体化，让中医药走向世界，展现以中医药文化为代表的中华民族文化自信。

医院宗旨：祛疾除疴　健体养生　精研岐黄　传承医脉

医院精神：览皓经　究医道　时鼎新　勇争先

医院价值观：纯为宗　精为旨　聚贤医　惠黎民

医院院训：尊古纳今　守正创新

医院宣传语：纯中医上宝　施大爱至仁

2．制度层面的医院文化建设

制度层面是关于如何做事的文化，是医院规范员工行为、统一员工思想的有力工具，同时为每一种制度和要求进行阐释并显现出文化的一致性。制度文化把精神文化和物质文化有机地结合成一个整体，可以对医院的员工行为产生规范性、约束性影响，是具有医院特色的各种规章制度、道德规范和员工行为准则的总和。一家医院规范化的管理一般都是从建立医院必要的规章制度做起的，因此制度层面的文化建设最关键的是需要对每一种制度和要求进行具有说服力的阐释，并有相应的机制督导执行。

在设计或完善医院制度时，首先可遵循的就是《国务院办公厅关于建立现代医院管理制度的指导意见》（国办发〔2017〕67号）。该《指导意见》已经明确提出完善现代医院管理制度要做的十三项任务。

（一）制定医院章程

各级各类医院应制定章程。医院章程应包括医院性质、办医宗旨、功能定位、办医方向、管理体制、经费来源、组织结构、决策机制、管理制度、监督机制、文化建设、党的建设、群团建设，以及举办主体、医院、职工的权利义务等内容。医院要以章程为统领，建立健全内部管理机构、管理制度、议事规则、办事程序等，规范内部治理结构和权力运行规则，提高医院运行效率。制定公立医院章程时，要明确党组织在医院内部治理结构中的地位和作用。

（二）健全医院决策机制

院长全面负责医疗、教学、科研、行政管理工作。院长办公会议是公立医院行政、业务议事决策机构，对讨论研究事项做出决定。在决策程序上，公立医院发展规划、"三重一大"等重大事项，以及涉及医务人员切身利益的重要问题，要经医院党组织会议研究讨论同意，保证党组织意图在决策中得到充分体现。充分发挥专家作用，组建医疗质量安全管理、药事管理等专业委员会，对专业性、技术性强的决策事项提供技术咨询和可行性论证。资产多元化、实行托管的医院以及医疗联合体等，可在医院层面成立理事会。把党的领导融入公立医院治理结构，医院党组织领导班子成员应当按章程进入医院管理层或通过法定程序进入理事会，医院管理层或理事会内部理事中的党员成员一般应当进入医院党组织领导班子。

（三）健全民主管理制度

健全以职工代表大会为基本形式的民主管理制度。工会依法组织职工参与医院的民主决策、民主管理和民主监督。医院研究经营管理和发展的重大问题应当充分听取职工意见，召开讨论涉及职工切身利益的会议，必须有工会代表参加。推进院务公开，落实职工群众知情权、参与权、表达权、监督权。

（四）健全医疗质量安全管理制度

院长是医院依法执业和医疗质量安全的第一责任人，落实医疗质量安全院、科两级责任制。建立全员参与、覆盖临床诊疗服务全过程的医疗质量管理与控制工作制度，严格落实首诊负责、三级查房、分级护理、手术分级管理、抗菌药物分级管理、临床用血安全等医疗质量安全核心制度。严格执行医院感染管理制度、医疗质量内部公示制度等。加强重点科室、重点区域、重点环节、重点技术的质量安全管理，推进合理检查、用药和治疗。

（五）健全人力资源管理制度

建立健全人员聘用管理、岗位管理、职称管理、执业医师管理、护理人员管理、收入分配管理等制度。在岗位设置、收入分配、职称评定、管理使用等方面，对编制内外人员统筹考虑。公立医院在核定的薪酬总量内进行自主分配，体现岗位差异，兼顾学科平衡，做到多劳多得、优绩优酬。按照有关规定，医院可以探索实行目标年薪制和协议薪酬。医务人员薪酬不得与药品、卫生材料、检查、化验等业务收入挂钩。

（六）健全财务资产管理制度

财务收支、预算决算、会计核算、成本管理、价格管理、资产管理等必须纳入医院财务部门统一管理。建立健全全面预算管理、成本管理、财务报告、第三方审计和信息公开机制，确保经济活动合法合规，提高资金资产使用效益。公立医院作为预算单位，所有收支纳入部门预算统一管理，要强化成本核算与控制，逐步实行医院全成本核算。三级公立医院应设置总会计师岗位，统筹管理医院经济工作，其他有条件的医院结合实际推进总会计师制度建设。加强公立医院内部审计监督，推动注册会计师审计工作。

（七）健全绩效考核制度

将政府、举办主体对医院的绩效考核落实到科室和医务人员，对不同岗位、不同职级医务人员实行分类考核。建立健全绩效考核指标体系，围绕办院方向、社会效益、医疗服务、经济管理、人才培养培训、可持续发展等方面，突出岗位职责履行、工作量、服务质量、行为规范、医疗质量安全、医疗费用控制、医德医风和患者满意度等指标。严禁给医务人员设定创收指标。将考核结果与医务人员岗位聘用、职称晋升、个人薪酬挂钩。

（八）健全人才培养培训管理制度

落实住院医师规范化培训、专科医师规范化培训和继续医学教育制度，做好医学生培养工作。加强临床重点专科、学科建设，提升医院核心竞争力。城市医师在晋升主治医师或副主任医师职称前到基层或对口帮扶的医疗机构累计服务不少于 1 年。城市大医院要积极为基层和边远贫困地区培养人才。

（九）健全科研管理制度

加强临床医学研究，加快诊疗技术创新突破和应用，大力开展适宜技术推广普及，加强和规范药物临床试验研究，提高医疗技术水平。加强基础学科与临床学科、辅助诊疗学科的交叉融合。建立健全科研项目管理、质量管理、科研奖励、知识产权保护、成果转化推广等制度。

（十）健全后勤管理制度

强化医院发展建设规划编制和项目前期论证，落实基本建设项目法人责任制、招标投标制、合同管理制、工程监理制、质量责任终身制等。合理配置适宜医学装备，建立采购、使用、维护、保养、处置全生命周期管理制度。探索医院"后勤一站式"服务模式，推进医院后勤服务社会化。

（十一）健全信息管理制度

强化医院信息系统标准化和规范化建设，与医保、预算管理、药品电子监管等系统有效对接。完善医疗服务管理、医疗质量安全、药品耗材管理、绩效考核、财务运行、成本核算、内部审计、廉洁风险防控等功能。加强医院网络和信息安全建设管理，完善患者个人信息保护制度和技术措施。

（十二）加强医院文化建设

树立正确的办院理念，弘扬"敬佑生命、救死扶伤、甘于奉献、大爱无疆"的职业精神。恪守服务宗旨，增强服务意识，提高服务质量，全心全意为人民健康服务。推进医院精神文明建设，开展社会主义核心价值观教育，促进形成良好医德医风。关心爱护医务人员身心健康，尊重医务人员劳动成果和辛勤付出，增强医务人员职业荣誉感。建设医术精湛、医德高尚、医风严谨的医务人员队伍，塑造行业清风正气。

（十三）全面开展便民惠民服务

三级公立医院要全部参与医疗联合体建设并发挥引领作用。进一步改善医疗服务，优化就医流程，合理布局诊区设施，科学实施预约诊疗，推行日间手术、远程医疗、多学科联合诊疗模式。加强急诊急救力量，畅通院前院内绿色通道。开展就医引导、诊间结算、检查检验结果推送、异地就医结算等信息化便民服务。开展优质护理服务，加强社工、志愿者服务。推进院内调解、人民调解、司法调解、医疗风险分担机制有机结合的"三调解一保险"机制建设，妥善化解医疗纠纷，构建和谐医患关系。

医院制度文化建设，就是要围绕上述要求进行检查审视，查漏补缺，形成完整的制度体系。当然，仅仅依据上述《指导意见》的要求还是远远不够的，要更加细致地了解、学习和掌握相关的文件要求，如 2021 年元旦前后，国家卫生健康委员会就出台了一系列的相关制度文件，诸如《关于加强公立医院运营管理的指导意见》《公立医院内部控制管理办法》《公立医院全面预算管理制度实施办法》《公立医院成本核算规范》等，加上之前历年出台的等级医院评审办法与细则，相关学科建设规范等都是医院制度文化建设的重要依据和蓝本。

3. 行为层面的医院文化建设

英国著名文化学家和马克思主义思想家雷蒙德·威廉斯（Raymond Williams）认为，文化是构成和改变现实的主要方式之一，在构造物质世界的过程中起着能动作用。他指出："文化的意义和价值不仅在艺术和知识过程中得到表述，同时也体现在机构和日常行为中。"因此，医院的行为文化是医院工作作风、精神风貌、人际关系的动态体现，也是医院精神、核心价值观的折射。行为文化是医院文化的显性表现，是医院价值观念、道德标准、行为准则和技术发展的具体要求。加强医院行为文化建设，就是要根据医院的功能定位和发展要求，建立和完善涵盖医院行政管理、医疗服务、医疗技术、后勤保障等各方面的行为规范，并强化培训，使全体员工能够自觉遵守，变制度约束为习惯养成。

2012 年 6 月 26 日，由原卫生部、国家食品药品监管局、国家中医药管理局联合印发的《医疗机构从业人员行为规范》是指导医院各级各类员工最核心的行为规范蓝本。该《规范》分总则、医疗机构从业人员基本行为规范、管理人员行为规范、医师行为规范、护士行为规范、药学技术人员行为规范、医技人员行为规范、其他人员行为规范、实施与监督、附则共 10 章 60 条。该《规范》第二条明确本规范适用于各级各类医疗机构内所有从业人员，包括：

（一）管理人员：指在医疗机构及其内设各部门、科室从事计划、组织、协调、控制、决策等管理工作的人员。

（二）医师：指依法取得执业医师、执业助理医师资格，经注册在医疗机构从事医疗、预防、保健等工作的人员。

（三）护士：指经执业注册取得护士执业证书，依法在医疗机构从事护理工作的人员。

（四）药学技术人员：指依法经过资格认定，在医疗机构从事药学工作的药师及技术人员。

（五）医技人员：指医疗机构内除医师、护士、药学技术人员之外从事其他技术服务的卫生专业技术人员。

（六）其他人员：指除以上五类人员外，在医疗机构从业的其他人员，主要包括物资、总务、设备、科研、教学、信息、统计、财务、基本建设、后勤等部门工作人员。

《医疗机构从业人员行为规范》第二十条至第二十七条专门制定了医师的行为规范，具体如下：

第二十条　遵循医学科学规律，不断更新医学理念和知识，保证医疗技术应用的科学性、合理性。

第二十一条　规范行医，严格遵循临床诊疗和技术规范，使用适宜诊疗技术和药物，因病施治，合理医疗，不隐瞒、误导或夸大病情，不过度医疗。

第二十二条　学习掌握人文医学知识，提高人文素质，对患者实行人文关怀，真诚、耐心与患者沟通。

第二十三条　认真执行医疗文书书写与管理制度，规范书写、妥善保存病历材料，不隐匿、伪造或违规涂改、销毁医学文书及有关资料，不违规签署医学证明文件。

第二十四条　依法履行医疗质量安全事件、传染病疫情、药品不良反应、食源性疾病和涉嫌伤害事件或非正常死亡等法定报告职责。

第二十五条　认真履行医师职责，积极救治，尽职尽责为患者服务，增强责任安全意识，努力防范和控制医疗责任差错事件。

第二十六条　严格遵守医疗技术临床应用管理规范和单位内部规定的医师执业等级权限，不违规临床应用新的医疗技术。

第二十七条　严格遵守药物和医疗技术临床试验有关规定，进行实验性临床医疗，应充分保障患者本人或其家属的知情同意权。

内蒙古商都县医院结合医院实际制定的医师行为规范（表2-2，表2-3）。

内蒙古商都县医院医师语言行为规范

表 2-2 门诊医师语言行为规范

项目	语言	行为
诊断前	（称呼），您好，请坐	态度和蔼，诚恳
询问病情	请问您哪儿不舒服？以前得过什么病？有没有家族病史？请您再想想还有哪里不舒服	语气要平缓，眼神盯着患者，态度要认真
初步体检	请麻烦您解开衣扣，请您躺在诊察床上，解开衣扣（裤带），给您做个初步检查	按操作规范进行
病情陈述	病轻时：您没什么大碍，是××病，我这里开了些药，回去后按时吃药，注意休息，很快就好的 病重时：您需要住院进一步检查和治疗，不过请放心，这种病的治愈率比较高，请您拿好住院单到住院处办理住院手续	语气平缓中肯，开处方或住院单，并告知饮食等注意事项
转科诊治	（称呼），经检查，您需要到××科去诊断，麻烦您现在或改日挂××科，并让××科的医师为您诊断	态度中肯，目送患者出门
开处方	我为您开的药主要有……，需要您按时吃药，这样才能康复。 当患者点名要药时：（称呼），根据您的病情，××药并不适合，请您相信我们 当患者要开大剂量药时：（称呼），根据您的情况，开这个量是最好的，这是××天的用量，用完后，可以随时了解药效和病情，有什么问题请及时和我联系，请您谅解和配合	要按规定开处方，同时，要耐心向患者解释用药及用量
较难作出诊断	（称呼），不好意思，为了您的健康，需要请示上级医师帮您再看一下，请您稍等片刻或等×日再来，请谅解	耐心抚慰患者，并及时请示上级医师

表 2-3 病房医师语言行为规范

项目	语言	行为
了解病史	您好！我是您的主管医师，我姓×，希望我们相互配合，在治疗上有什么要求和问题，可随时找我。现在需要进一步了解您的病史，请问您是什么时候发病的，发病时有什么不舒服，到过什么医院？做过什么检查，用过什么药？现在感觉如何	患者入住床位后，经管医师在接到护士通知五分钟内到病床边了解患者病史。询问时注意患者的心理承受力
为患者体检	（称呼），您好！现在为您体检，请不要紧张！谢谢您的配合，您的病情我已经检查完毕，请您安心养病，用药后有什么不舒服请及时告诉我	体检时，按操作规范进行
向患者家属交待病情	病轻时：目前患者的病情比较稳定，你们可以回去，这里不需要陪护，我们会努力照顾好他（她）的 对垂危患者家属：眼下患者的病情较重，可能随时会出现生命危险，希望你们有思想准备，不过我们会全力抢救的，也请你们留下一人陪护	语气平缓中肯，适当抚慰家属
办理手术手续	（称呼）您的××是××病，病情急需手术治疗，不过手术也会有一些风险，请您仔细考虑，如果同意，请您签字	按规定签订手术同意书

续表

项目	语言	行为
术前检查	（称呼），今天您感觉如何，明天手术由我主刀，请您不要紧张，现在我再给您进行一次检查。您的全身情况较好，希望您今晚休息好	按操作规范进行，并辅以语言安慰
手术后	（称呼），您的××手术非常成功，请放心！ 您现在感觉如何，让我查看一下您的刀口情况！您恢复得比较快，在术后××天就可以拆线了	详细检查伤口渗出情况，引流管是否通畅及其他有关情况
处理患者意见	（称呼），您提的意见我们诚恳接受，我们会尽快将您的意见转告给我们上级，我们会尽快回复您。谢谢您的意见	耐心倾听患者的不满，并做好详细记录及时上报
患者出院	患者不愿意出院时：（称呼），您的病情已基本恢复，不需要住院了，只要您回去按时吃药，注意休息，很快就会痊愈的！ 患者出院时：（称呼），经过这段时间的治疗，您的病情已经基本痊愈，回去后记得按时吃药，并定期来医院复查！祝您健康出院	详细介绍出院后的一些注意事项及回医院复查时间

4．氛围层面的医院文化

过去，在谈论医院文化内涵时，会分为医院精神文化与物质文化。医院物质文化包括医院环境、医疗设备、院容院貌、服务设施等。物质文化是医院硬件实力的具体体现，是医院塑造良好形象的物质保证。景惠管理研究院在实施文化建设咨询的实际操作中，感觉物质文化的概念和范畴太大，比如，物质文化实际上可以涉及医院的建筑设计、内部装饰等，但医院在实施文化建设工程时，基本建设和内部装饰或许已经完成，为了便于操作应用，景惠管理研究院将营造良好的文化氛围，为患者提供安全、便利、整洁、舒适、温馨的诊疗场所，进而给身体与精神以安慰的工作定义为氛围文化建设。当然，良好的文化氛围也能够使医院员工有一个舒适、安宁的医疗工作环境，在心身尽可能放松的情况下为患者提供安全、优质的医疗服务。

氛围是指特定环境下的，且具有高度个性化的气氛与情调。医院氛围文化是指笼罩在医院整体环境中，体现医院所推崇的特定传统、习惯及行为方式的精神格调。医院氛围文化是以一种有形或无形的，潜移默化的方式影响医务人员乃至患者，使他们体验到医院的精神追求和价值取向，进而产生理念认同、思想升华，最终能够以实际行为与医院的文化融为一体。因此，医院氛围文化对于医院员工的思想境界、精神气质、风格的形成都具有十分重要的作用。

进行医院氛围文化建设的形式如医院门诊大厅设置咖啡厅、书吧、播放温馨的背景音乐，规划建设生态候诊区等。在医务人员中开展医患故事会、诗歌朗诵会、心理建设讲座以及其他有关人文关怀的活动等。在这方面，许多医院都已经积累了丰富的经验，均可学习、借鉴与交流。

5．标识层面的医院文化

标识层面的医院文化建设主要是指医院视觉识别系统的设计。医院视觉识别系统主要是指医院 VI 系统、专用字体、色彩、员工制服、室内设计与陈设、交通工具及办公用品等的设计，它是医院向社会领域、全方位传达精神理念的视觉形式。

医院视觉识别系统设计的内容主要包括：

医院内外各种标志包括院徽、院旗设计以及信封、信笺、各种包装和检查袋等其他公用物品的设计。

内外装饰形象设计：内外装饰形象设计是视觉识别系统形象设计的重要组成部分。它包括内外装潢（如艺术品配置、门面装饰）、灯光设计、色彩设计等。内外装饰形象设计对于医院环境形象的塑造往往能产生特殊的影响。因为恰到好处的内外装饰形象设计能对患者的审美心理产生强烈的刺激作用。

医院吉祥物的设计：医院吉祥物在文化传播中起着独特而重要的作用，为强化医院品牌的独特性，展现医院独特的文化形象，医院可以选择适宜的人物、动物或植物进行抽象化的卡通造型设计，来吸引大众的关注，强化大众对医院的记忆。

2.3　中西方文化对医院文化的影响

文化是延续、影响、交融等多种因素整合而传承下来的。文化是一个国家、一个民族的精神家园，体现着一个国家、一个民族的价值取向、道德规范、思想风貌及行为特征。中华文明是四大古文明中唯一没有中断的文明，中华民族在长期生产生活实践中产生和形成的优秀传统文化，为中华民族的生息、发展和壮大提供了丰厚的精神滋养。中华文化又是一种非常包容的文化，中华文化始终与世界其他的民族文化在不断地借鉴、交流，在求同存异和兼收并蓄中发展与升华，正是这种海纳百川的胸怀，才让我们不断地增强了对自身文化的认同，对外域文化的理解，同时也是中华文化源远流长、博大精深的一个重要原因。我国传统医学发展历史久远，文化沉积深厚。正如习近平总书记指出：中医药学是"祖先留给我们的宝贵财富"，是"中华民族的瑰宝"，是"打开中华文明宝库的钥匙""凝聚着深邃的哲学智慧和中华民族几千年的健康养生理念及其实践经验"。历史上，中华民族屡遭天灾、战乱和瘟疫，却能一次次转危为安，人口不断增加，文明得以传承，中医药功不可没。中国古代的名医如扁鹊、华佗、张仲景、皇甫谧、葛洪、孙思邈、钱乙、宋慈、李时珍、叶天士等数医药名家都用自己毕生的心血、无私的爱心、博大的胸怀、崇高的医德创造了古老而璀璨的中华医学和医学人文，如张仲景和孙思邈提倡的"仁爱济世，誓愿普救"的理念和古希腊医学家希波克拉底的誓言如出一辙，都是把提升技术、净化灵魂、陶冶情操、献身社会作为现代医务工作者的理想追求和执业的最高境界。中西方文化尤其是中西方的医药文化对医院文化有着深刻的影响，对医院人力资源管理有着深刻的影响。

2.3.1　中国文化对医院文化的影响

中华优秀传统文化是中华 5000 年文明的结晶，是中华民族的独特标识。博大精深的中华优秀传统文化就是我们最深厚的软实力，是我们文化自信的坚实根基和突出优势。中华优秀传统文化中蕴含着"仁义""和合""和平""均等"等思想，承载着"大道之行也，天下为公"的社会理想，"天下兴亡，匹夫有责"的爱国理念，"以和为贵，和而不同"的处世哲学，"天人合一，道法自然"的生命境界，"革故鼎新，与时俱进"的改革精神，"己所不欲，勿施于人"的道德规范，"天行健，君子以自强不息"的奋进精神，"言必信，行必果"的行为规范，"正心诚意，修齐治平"的心性修养……更容易为不同国家、不同民族所理解接受。医院文化受着优秀的中华传统文化的滋养，从不同侧面展现出了蓬勃向上的生命力，让医院文化异彩纷呈。

众所周知，儒家文化是由孔子所创立、孟子发展、荀子集其大成，之后延绵不断。儒家思想基本理论范畴概括为：仁义礼智信即儒家的"五常"。孔子提出"仁、义、礼"，孟子延伸为"仁、义、礼、智"，董仲舒扩充为"仁、义、礼、智、信"。

这"五常"贯穿于中华伦理的发展中，成为中国价值体系中的最核心因素。

孟子曰："君子所以异于人者，以其存心也。君子以仁存心，以礼存心。仁者爱人，有礼者敬人。爱人者，人恒爱之；敬人者，人恒敬之。"（出自孟子《仁者爱人》）仁者是充满慈爱之心，满怀爱意的人；仁者是具有大智慧，充满人格魅力的人。"仁"一是以协调人与人、人与社会之间的相互关系为旨归；二是重视发挥人的主观能动性，强调人的内在道德修养。孔子言"仁"从"爱人"为核心，包括恭、宽、信、敏、惠、智、勇、恕、孝、悌等内容，而以"己所不欲，勿施于人"和"己欲立而立人，己欲达而达人"为实践方法。"仁"有两种体现："内仁"和"外仁"。"内仁"主要是指医院对员工待之以仁。但医院还有一些更重要的关系，即与外部的关系，例如，与患者、国家、社会的关系，与同行的关系，与供应商的关系等。"仁内"，是追求"内圣"的境界；"仁外"，是为了达到"外王"的效果。"内圣"才能"外王"。这就是许多医院把"仁""仁爱"作为医院价值观的主要原因，可以说，"仁爱"精神是中国医院和医务人员普遍认同的主流价值观，这也要求医院管理者对医务人员，医务人员对待患者都首先都要有"仁爱"之心。

子曰："刚、毅、木、讷近仁。"意思是"刚强、果断、质朴、言语慎重，具备这四种品性的人就近于仁德了。"对于一名医务人员，在为患者提供医疗服务的过程中，则必须要做到"刚、毅、木、讷。"

义，与仁并用为道德的代表："仁至义尽"。义成为一种人生观、价值观，如"义不容辞""义无反顾""见义勇为""大义凛然""大义灭亲""义正词严"等；义是人生的责任和奉献，至今仍是中国人崇高道德的表现。"义"要求医务人员要敢于担当，勇于创新，在关键时刻勇于决断，敢于施治。

礼，与仁互为表里，仁是礼的内在精神，重礼是"礼仪之邦"的重要传统美德。"明礼"从广义说，就是讲文明；从狭义说，作为待人接物的表现，谓"礼节""礼仪"；作为个体修养涵养，谓"礼貌"；用于处理与他人的关系，谓"礼让"。这些已经成为一个人、一个社会、一个国家文明程度的一种表征和直观展现。孔子曰："礼之用，和为贵。先王之道，斯为美，小大由之。有所不行，知和而和，不以礼节之，亦不可行也。"意思是"礼的作用，以遇事做得恰当和顺为可贵，即可贵之处就在于它能协调人际关系。从前贤明的君王治理国家，最可贵的地方就在这里。他们无论事大事小，都以此为出发点。但这也有行不通的时候，如果一味地追求和顺，却并不用礼节规矩去规范制约，也是行不通的"。习近平总书记曾指出："礼仪是宣示价值观、教化人民的有效方式，要有计划地建立和规范一些礼仪制度，如升国旗仪式、成人仪式、入党入团入队仪式等，利用重大纪念日、民族传统节日等契机，组织开展形式多样的纪念庆典活动，传播主流价值，增强人们的认同感和归属感。"实践证明，建立和规范礼仪制度，对于规范人们的言行举止、激发人们干事创业的精气神具有重要意义。新时代，我们要传承发展中华优秀传统礼仪文化，建立和规范礼仪制度，不断增强人们的认同感和归属感。

智，从道德智慧可延伸到科学智慧，把科学精神与人文精神结合和统一起来，这是我们今天仍要发扬的。

信，乃人言，是说人要对自己说过的话负责任，这是做人的根本，是兴业之道、治世之道。守信用、讲信义是中华民族公认的价值标准和基本美德。孔子曰："巧言令色，鲜矣仁！"意思是"花言巧语、善于作态的人，仁爱的品德在他身上也就不多了。"作为医院和医务人员诚实守信是最起码的准则。

"仁、义、礼、智、信"这些传统文化理念可以说深入了我们中国人的骨髓，对我们从医者建设优秀的医院文化有着深刻的影响和引导作用。

习近平总书记曾指出，培育和弘扬核心价值观，有效整合社会意识，是社会系统得以正常运转、社会秩序得以有效维护的重要途径，也是国家治理体系和治理能力的重要方面。我国是一个有着14亿多人口、56个民族的大国，确立反映全国各族人民共同认同的价值观"最大公约数"，使全体人民同心同德、团结奋进，关乎国家前途命运，关乎人民幸福安康。在当代中国，我们的民族、我们的国家应该坚守的核心价值观，是倡导富强、民主、文明、和谐，倡导自由、平等、公正、法治，倡导爱国、敬业、诚信、友善。社会主义核心价值观，是当代中国精神的集中体现，凝结着全体人民共同的价值追求。要把培育和弘扬社会主义核心价值观作为凝魂聚气、强基固本的基础工程，作为一项根本任务，切实抓紧抓好，为中国特色社会主义事业提供源源不断的精神动力和道德滋养。

医院文化建设的核心同样在于培育和弘扬社会主义核心价值观，为医院的建设与发展，为医务人员的成长与进步，为广大人民群众享受更加安全优质的医疗服务提供源源不断的精神动力和道德滋养。

2.3.2　西方文化对医院文化的影响

中华文明是在中国大地上产生的文明，也是同其他文明不断交流互鉴而形成的文明。从历史上的佛教东传、"伊儒会通"，到近代以来的"西学东渐"、新文化运动、马克思主义和社会主义思想传入中国，再到改革开放以来全方位对外开放，中华文明始终在兼收并蓄中历久弥新。西方文化与中华文化的交流渗透可以追溯到汉代。当时的罗马帝国就与中国的东汉王朝开始了交往，这种交往的途径就是通过举世闻名的丝绸之路。到了唐代以后，中西方文化的交流就更加的频繁。在元朝，由于蒙古帝国的影响力，大批的西方传教士涌入中国，当时马可波罗的《东方闻见录》在西方引起了巨大的反响。明末清初，西方传教士进入中国传教，并开始向中国推广西方的一些先进技术及先进理念。鸦片战争以后，中国开始遭到西方列强的入侵，中国成为半殖民地半封建社会，西方人主要还是通过传教向中国人灌输西方的宗教哲学经济政治思想。改革开放后，大量的西方文化涌入中国，深深影响甚至改变了一些中国人的生活方式。

在医学界也不例外，西医东来之后，因西医的疗效快，在一些地方，有一些中国人很快接受了西医。但即使这部分服膺西医的中国人也往往认为，西医治外病，外症是其所长，内症乃其所短。后来的发展历史大家可以看到，在中国人们对西医经历了一个排斥、慢慢接纳、逐步认同到完全授受的过程，今天已经把西学中，中学西，中西医结合认为是一种趋势和方向。

就文化层面而言，西医的崇尚实证，追求奉献、无私付出，都对中国医务人员职业精神的形成起到了非常大的影响作用。如古希腊医学家希波克拉底和护理事业的创始人和现代护理教育的奠基人南丁格尔可以说为我们的医务人员树立了精神的灯塔。

《希波克拉底誓言》中的"无论至于何处，遇男或女，贵人及奴婢，我之唯一目的，为病家谋幸福，并检点吾身，不做各种害人及恶劣行为，尤不做诱奸之事。凡我所见所闻，无论有无业务关系，我认为应守秘密者，我愿保守秘密。"这些仍然是我们今天从医者需要恪守的信条。

南丁格尔奖是红十字国际委员会设立的护理界国际最高荣誉奖。在 1854 年至

1856 年克里米亚战争中，国际护理事业先驱，英国女护士南丁格尔将个人安危置之度外，以人道、博爱、奉献的精神救助伤兵。1907 年，国际红十字组织在第八届国际红十字大会设立南丁格尔奖，作为授予各国优秀护理工作者的最高荣誉奖。而我国自 1983 年首次参加第 29 届南丁格尔奖评选以来，至今已经有数十名中国护士获得了南丁格尔奖。中国各种类型的医院在每年的"5·12"国际护士节，都要召开隆重的纪念活动，表彰优秀护士，弘扬南丁格尔精神。

这些都充分说明，在医疗界，中国已经完全接纳了西方先进的医学人文理念和先进的医疗技术，这些也都是需要医院在文化建设中不断容纳、融合、升华的，通过中西方优秀文化的融会贯通，创建更加具有中国特色的、有持久生命力的医院文化。

当前，社会上思想活跃、观念碰撞，互联网等新技术新媒介日新月异，社会思想观念和价值取向日趋活跃、主流和非主流同时并存、社会思潮纷纭激荡，作为医院管理者要善于把优秀传统文化的精神标识提炼出来、展示出来。要像习近平总书记讲的那样，通过教育引导、舆论宣传、文化熏陶、实践养成、制度保障等，使社会主义核心价值观内化为人们的精神追求，外化为人们的自觉行动。用文化建设的高度来解决培养什么人、怎样培养人、为谁培养人的问题，全面升华医院人力资源管理的境界。

（张　英）

第 3 章　领导力与医院文化

医院文化和领导力作为一个硬币的两面，是医院获得永续发展的灵魂与基石，也是帮助医院实现提供以患者价值为中心的医疗服务的重要保证。组织的领导者将文化嵌入并传递到群体的思想、情感和行为中。通过领导与被领导的过程，组织成员相互认识、了解、影响彼此并达成共识，确保组织文化的一致性。

本章论述的重点内容将集中在以下几个方面：①阐述领导力的概念，尤其是在医院这一特定组织环境中的概念；②领导力与组织文化构建与发展，尤其是医院文化构建与发展之间的关系；③如何通过充分发挥领导力而实现医院文化建设的推动性作用，以及其局限性。

为了回答以上的问题，本章接下来的内容将由以下几个部分组成：①什么是我们所理解的领导力，并区分在理解领导力这一过程中需要注意区分的几个关键概念；②简述领导力理论的主要学派；③通过分析领导者与追随者之间的相互关系来论述如何通过领导力形成和塑造组织文化；④区别于其他行业和组织，医院这一特定组织的领导力有什么特点；⑤医院文化于领导力的相互作用。

本章的主要立足点：领导力最主要的功能在于为员工赋能，从而让更多的员工具备领导力，以及承担领导的角色和任务，而非产生更多的追随者。因此本章所讲的关于领导力的概念，更多强调的是领导者对于追随者的影响、领导者彼此之间的相互影响、追随者对领导者的影响和追随者彼此之间相互影响的过程，以及这个过程是如何对组织，尤其是卫生组织在文化建设方面产生影响的。

3.1　领导者与领导力

3.1.1　领导者的角色与任务

提及领导力，我们总会联想到自己的领导就是具备领导力的人，一个能成为领导的人，就是具备领导力的人。然而，事实是能成为领导的人，未必都具备领导力，同样具备领导力的人也并非都处在一个管理者或者是领导者的职位。我们常常容易在人群中辨别出谁是那个群体中的领导，但却很难明确的说明，为什么我们认为他/她是领导，或者是说是什么让我们认为他/她是领导。

谈起领导力（leadership），我们总是会把它和领导（leader，manager）的概念混淆。关于如何定义领导力，有很强的环境依赖性。对于不同的社会结构和不同的组织来说，对于领导力的理解也自然不尽相同。

麦茨·埃尔弗森（Mats Alvesson）和斯蒂芬·斯文宁格森（Stefan Sveningsson）曾对一群管理者展开调查，在询问他们对自己的岗位和角色认知时，他们形容自己是领导，体现的能力是领导力。而当再次深入问及他们在日常生活中的主要内容时，他们描述自己的工作为安排会议、参加会议、统计考勤、参与生产，解决突发情况，处理员工关系纠纷等日常运营层面的问题。而从这些描述中，我们并不能看出领导力的特别之处体现在哪里。可见，就连领导者本人，对领导力的理解也会有偏差。

同样地，当我们被问及"你认为领导应该具备什么样的特质时"我们总能列出一系列所谓的标准或是我们心中所认为的领导应当具备的特质，比如，执行力、魅力、决断力、自信、沟通能力、远大理想、精力充沛、坚韧、战略视野、好的倾听者等。然而在实际生活中，我们似乎面临着一个悖论，我们知道什么是领导的特质，但是这种全能型的领导，或者说类似于柏拉图在《理想国》中所说的"哲人王"，似乎完全不存在。那么到底什么是领导力？我们又该如何理解领导力。

从词源上来讲，英文中的领导力（leadership），来自于古英语的"Lithan"，意思是去旅行；以及古挪威语"Leid"，意思是在航海时确定方向。中文的领导，则为领袖、带领和向导的意思，也是代表着方向性或者指向性的词。

要理解什么是领导力，首先要区分的概念有3个：①领导与领导力的辩证关系；②领导力与管理的辩证关系；③领导者与追随者的辩证关系。

1）领导（者）与领导力

领导在中文里既是对领导（Leading）这一动作和行为的描述，也是对于处在某一个职位（Leader）的描述，为了方便区分，下文将会用领导者来指代处在领导职位的人。领导者是一个相对的概念，成为领导者的先决条件是拥有追随者或者下属，没有人可领导，就不存在是领导者这一说了。没有追随者的领导，就是"光杆司令"。变革型领导力的主要研究学者，在 1990 年就曾经说过，一个领导的合法性取决于他（她）是否能被他（她）的下属所接受。

领导力指的是具备领导这一行为的能力，这种能力可能出现在领导身上，也可能出现在我们每一个人身上，或者说，我们每一个人都在一定程度上具备领导力。但我们前文也提及，理解什么是领导力，具备复杂性很强的情景依赖性，本章节余下内容将对此进行逐步解释与分析。

2）领导与管理

领导和管理是容易混淆的概念，我们常常会认为领导和管理是两个相同的概念，或者至少二者并不是那么具备差异性的概念。实际上，领导力是基于价值观、理想、愿景等象征意义和情感交流给人带来的变化或者是转变的由最终目的所驱动的行动。而管理则是以理性的、官僚的手段，以履行合同义务为基础的相对较为稳定的结果性行为。Weick 认为管理是在处理我们曾经遇见过并且处理过的问题，而领导力是在面对和解决未知。

关于区分领导和管理的研究一般都关注在区分他们的定义、用法和结果上。哈佛大学教授詹姆斯·科特曼（James Kotterman）曾就领导和管理在愿景建立、人才发展、愿景之行和愿景结果上给出详细区分，表 3-1 给出详细内容。

表 3-1　管理和领导过程在工作场所中的差异

过程	管理	领导
愿景建立	— 计划与预算 — 计划工作流程及设置完成时间线 — 对愿景和目标展现客观态度	— 为企业发展制定战略并确立愿景 — 为愿景的实现制订战略性的计划 — 对愿景和目标展现激情
人才发展	— 人员调配 — 责任下放 — 权力下放 — 制定政策和程序以实现愿景 — 限制员工选择	— 协调组织 — 在组织间沟通愿景、使命和战略发展方向 — 通过建立联盟、团队和伙伴关系让员工理解和接受企业愿景 — 增加员工选择机会
愿景执行	— 控制过程 — 发现问题 — 解决问题 — 监测结果 — 解决问题时倾向于规避风险	— 激励与鼓舞员工 — 为员工积极克服困难提供动力 — 满足员工的基本需求 — 解决问题时不畏惧风险
愿景结果	— 管理愿景的可视性和可预见性 — 持续性的为领导和其他利益相关者提供预期结果	— 促进有用的和巨大的变化，如新产品或改善劳动关系的方法

当然，我们在强调管理和领导的差异性时，绝对不是说领导与管理毫无关系，成功和有效的领导力还需要成功的管理能力，领导力和管理的能力是互补的，所以如果想要取得超越预期的结果，领导力是必要的。

3）领导者与追随者

就传统的思维定式模式，我们认为，领导力是一个以领导者为核心的概念，领导者与追随者是一个绝对的概念，两者之间在权力关系上也存在一定的冲突性与对抗性。然而事实并非如此，追随者和领导者是一个相对的概念，《道德经》第十一章"无为之用"中提到"凿户牖以为室，当其无，有室之用。故有之以为利，无之以为用"。正是由于追随者的存在，才能体现出领导者的价值所在。

英文中的"follower"追随者，源自于古英语"Folgian"和古挪威语"Fylgia"，意思是"去陪伴、去帮助"，甚至是"去领导"。这里的有三层意思。

1）一个接受他人领导的普通人。

2）追随者或者是追赶他人的人。

3）随从、追求者、侍者、门徒、家臣。

领导者需要追随者的认可。领导者和追随者的地位不是固定不变的，是可以相互转化的。

通过以上的区分，我们知道领导、领导力、领导者并非完全等同的概念，领导（lead，leading）的这一行为与管理（manage）的行为，在概念上也有一定的区别，追随者和领导者并非处于权力的对立双方，两者的相互关系影响甚至决定着所面临问题能否得到恰当解决。

要了解领导者的任务和所要完成的事情，就要首先明确，领导者在日常的工作当中会面临哪些问题。只有回归问题本质，才能更好地找到解决问题的针对性方法。华威大学商学院荣休教授基思·格林特（Keith Grint，2010）曾把我们日常管理所面临的问题分成三类。

1）关键问题（Critical problem）：这些问题引发了危机，需要立即采取行动。他们面临着不确定性与空余。他们需要"指挥官"来迫使人们采取行动，并告诉人们大家该做什么事。

2）一般问题（Tame problem）：已知的问题和已知的解决方案，在现有的知识和专业指导下如何去做。这类问题最好是从管理（management）的领导能力

（leadership），通过有条理的逻辑方法。

3）棘手问题（Wicked Problem）：包含着许多其他问题的复杂问题，没有已知的解决办法。比起克服和解决这些问题，有时候我们需要的更多是适应和接受因为这些问题而产生的后果。这些问题的解决和控制需要每个具备领导力能力的人的参与。

同时，他强调，不同的问题需要不同的技能和不同的应对方法。面对关键问题，需要有即时答案的指挥官来告诉大家应该采取什么样的行动，强调的是速度。面对一般问题，需要的是管理的能力，去组织事情发展的过程与监测进度（具体内容可参见表 3-1 对管理和领导行为的比较）。当面临棘手问题时，需要领导力。我们所面对的一般问题可能是复杂的，但是在解决的过程中，是可以通过单线性的行为解决，因为这些问题在以前已经发生过。也就是说，面对这些问题，可以用已知的管理手段来解决。我们甚至可以联系到早期科学管理时期，泰勒强调的，只要适当的应用科学，最好的解决方案自然会出现。因此，科学管理者的角色应当是为问题解决的办法提供"标准操作程序"（Standard Operating Process）。这些一般问题的例子包括，安排列车时刻表，安排手术流程、确定诊断流程等。而面对棘手问题，我们并没有已知的解决办法，而且致因因素不明。我们在医疗行业面临的许多问题，并非仅仅是健康问题，更多的是深层次的社会问题，比如，现在紧张的医患关系；甚至是患者致病的原因，很多时候并非是身体机能出现了问题引致疾病，而更多的是由于生活习惯所导致的。因此，如果仅仅尝试用解决健康问题的办法来处理医疗行业所面临的问题，常常会面临着治标不治本的困境（图 3-1）。

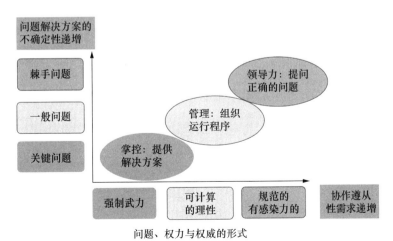

问题、权力与权威的形式

图 3-1　问题、权力与权威的形式（摘自 Keith Grint：Leadership A Very Short Introduction，p. 21）

3.1.2 领导力的本质

我们越是对领导力的内涵有所了解，就越容易感到迷惑。Keith Grint 曾简明扼要地归纳了我们理解领导力的四个维度。

（1）职位导向型领导力："领导"所在的职位，让他们成为领导。

（2）人格导向型领导力："领导"是谁，决定了他们能否成为领导。

（3）结果导向型领导力："领导"所实现或领导所达成的结果，让他们成为领导。

（4）过程导向型领导力："领导"所实现或者达成目标的过程，让他们成为领导。

以上的四个方面都是马克思·韦伯所说的"理想形态"，在日常的组织当中，领导并不会以这样的形态单独出现。但是这确实能使我们更好地理解领导现象及其伴随的困惑和复杂性，因为领导力对于不同的人意味着不同的东西。

加里·尤克尔（Gary Yukl）把领导力定义为："领导力是影响他人的一个过程，领导通过这个过程去影响和理解他人，并且在需要完成什么事情和如何完成这件事情上达成共识，以及促进个人和集体努力实现共同目标的过程"。类似的，彼得·诺斯豪斯（Peter Northouse）把领导力定义为："一个由一个人来影响一群人从而来达到共同目标的过程。而这一个过程必然存在组织中人与人的交流与交互，也必然与组织的人力资源功能相关"。这两个最为广泛使用的关于领导力的定义揭示了领导力内涵的几个核心要素。包括以下几个。

（1）领导力是一个过程。

（2）领导力涉及影响他人。

（3）领导力产生于一个群体中。

（4）领导力涉及对共同目标的实现。

（5）共同目标是由追随者和领导者共同制定和实现的。

将领导（力）定义为一个过程的这一个行为本身表明，领导力不是指一种只有少数人或者是某些在出生时就具备的气质特征。同时把领导力定义为一个过程，强调了领导力是发生在领导者和追随者之间的一种相互交互的过程。

将领导（力）视为一个过程意味着领导者会在一定程度上对追随者有积极或者消极的影响，同时，追随者反过来也可能会对领导者产生积极或者是消极的影响。它强调领导的过程是领导者和追随者之间的双向的互动事件，而不是一个只是通过领导者来影响追随者的线性、单向事件。将领导（力）定义为一个过程，使每个人都能获得它，而并不是把领导力或者是领导的能力局限为仅仅是少数人天生具备的能力而无法从后天获得。更重要的是，这里的定义强调了，去"领导"的这一个行为，不仅局限于一个群体中有正式地位或者是享有权利的人，也就是说，领导力的体现并不局限在被正式任命的领导身上。

我们讲领导力是一个过程，那么在这个过程当中，最重要的就是在工作过程中或者组织中影响下属、同事甚至领导的能力。没有影响力，就不可能成为领导者。当然这里的影响力，强调的是正向的、道德的、有价值的影响力。

从以上的定义我们可以总结出，领导力的本质是一个通过个人来知道、控制或者是影响群体行为的一个过程，而在这个过程当中，领导者和追随者相互影响，甚至有时他们之间的位置相互转换，最终在他/她们相互影响的过程当中实现集体目标。领导并非是完美的个体，更不是柏拉图所说的"哲人王"，但是通过在团队中发挥作用，他们能为组织和个人创造价值。

3.1.3　领导力与权力

权力与领导力是另外一对相伴而生的概念，理论上，领导者的权力主要来自于两个方面，一方面是领导者本人所具备的个人特质，另一方面是由于领导者所在的区别于追随者或者是下属的职位，而产生的相应的权力形式。理论上，我们把权力归类为五种基本形式。

（1）威望权力（Referent Power）：基于追随者对领导者的认同和喜好。

（2）专家权力（Expert power）：基于追随者对于领导者综合能力的认知和认同。

（3）合法权力（Legitimate power）：与有地位或正式的工作权力有关。

（4）奖励权力（Reward Power）：能够有能力给予他人奖励。

（5）强制权力（Coercive power）：能够有能力惩罚他人。

威望权力和专家权力，源自于领导者的个人特质，而合法权力、奖励权力和强制权力，则源自于领导者所处在的位置。

3.1.4　领导力理论的主要学派

虽然对于领导力的系统化理论化研究始于 20 世纪二三十年代，结合现代管理学的领导力研究也直到五六十年代才逐渐自成体系。但是人类对领导者和领导力的思考和探索，从公元前 3 世纪就已经开始了。《孙子兵法》中说到"国不和，不宜远伐。军不和，无以为战。凡用兵之法，将受命于军，合军聚众，交合而舍"。柏拉图最著名的提问"谁应当是我们的领导者？"，也提出了应当由"哲人王"（Philosopher-King）来担当我们的领导者。接下来将就领导力理论的主要学派进行简要论述。

1. 领导力特质（Trait）理论：领导是天生的

领导力特质理论形成于 20 世纪二三十年代，特质理论所要强调的是，领导是天生的，能够成为领导的人，有明显地区别于非领导的性格特质。不同理论学派的学者对领导应当具备什么样的特质有不同的认识和理解。心理学家、社会学家、管理学家对于领导者该具备什么样的特质都有各自的见解和代表性理论。如心理学家 R. M. 斯托格迪尔（R. M. Stogdill）在《领导手册》一书中就提出了领导者应该具备的十项才能：①智力；②责任心和完成任务的内驱力；③坚持追求目标的执着性格；④大胆主动的创新精神；⑤自信；⑥合作性；⑦有担当；⑧坚韧力；⑨社交和影响他人的能力；⑩处理事物的执行力。大卫·戴（David Day）和约翰·安东纳基斯（John Antonakis）在对现有研究做归纳和总结时发现，关于领导力的特质，主要有 5 种偏好特质和 4 种规避特质。5 种偏好特质分别为：外向性（Extraversion），亲和力（Agreeableness），责任心（Conscientiousness），情绪稳定性（Emotional Stability），开放性（Openness）。而 4 种规避特质分别为：自恋（Narcissism）；表演性，戏剧化（Histrionic）；支配性（Dominance）；马基雅维利主义（Machiavellianism）。

1）偏好特质

（1）外向性（Extraversion）

外向者都比较自信，因此具备外向性性格特征的人最能激发出领导力。外向者精力充沛、乐观、健谈、热情，他（她）们也更有魅力。因为，外向性是变革型领导力中最重要的因素也就不足为奇了。

然而，虽然外向者往往更为大胆和有进取心，但是他（她）也更容易和他人发生冲突。这意味着外向型的领导会更容易和领导或者下属产生冲突。由于外向者的社交能力出众，他们的社交网络也更加广泛，他们也更容易和组织中更多的人产生交流。但是由于各种主客观的因素限制，这样的交流往往都是简短和不深入的，因此，并不能为追随者或者是下属提供一个明确的战略性的指导或者是提供建设性的意见。外向型的团队可能更加倾向于冒险，这意味着外向型的领导所领导的工作团队也更容易做出较为冒险的决策。由于外向型的领导者对于项目、人员甚至是想法的态度往往是热情而短暂的，他（她）们喜欢刺激的天性会让他（她）们更容易做出过于草率或者是激进的决定，或者是没有能把所做的项目坚持到最后的毅力。

（2）亲和力（Agreeableness）

亲和力表现为谦虚和利他行为。这意味着具备亲和力的领导会表现得更加体贴。有亲和力或者是和蔼可亲的领导能够在很大程度上促进团队成员之间的合作和帮助行为，在提供批评性的反馈时仍然具有同理心并且能提供一个愉快的、友好的、和平的工作环境。

具有亲和力的人是合作的、乐于助人的、温和的、趋向于避免冲突的，因此他们可能会避免做出两难的决定，并且会寻求将冲突降到最小化的决定。此外，具有亲和力的管理者会趋向于给予更为宽松的绩效考核标准，在提供反馈时也可能会偏向于温和，因此下属可能未必能从反馈中受益。这一类型的领导会更适合那些希望维持现状的职位，因此不太可能找到提出激进的创新方案或者是变革的人。这一类型的领导者不能很好的有效管理，最常见的就是不愿意行使作为领导者的权力。

（3）责任心（Conscientiousness）

有责任心的人在做决定时注重细节，并且更倾向于深思熟虑。有责任心的人更容易主动发起有规划的行动，从而促进领导力的有效性。此外，有责任心的领导在追求目标实现的过程中往往会遵守纪律，这也表明有责任心的领导会清晰地认知自己的角色定位以及面临的期望，并且能够公平的履行非正式合同。同时，有责任心的人在实现组织目标和愿景的过程中会表现出更为正直、坚韧和执着的品质。因此跟有责任心的领导在一起工作，更容易营造出公平公正的工作环境。

然而，高度尽责的人往往会表现的谨慎和具备分析能力，因此往往不太愿意创新或者冒险。谨慎的领导者会避免创新活动，对变革活动持保守态度，因此面临关键决定时，可能未必能及时做出决定，因为他（她）们需要大量的数据收集和分析来支持和支撑自己的决定。因此，高度尽责的人可能会受到动荡的环境和组织内部以及外部变化的威胁。当截止日期临近或者是有艰巨的工作量时，他们常常会倍感压力，可能因此会在坚持原则和程序方面做出一定的妥协。有责任心的个人对变化的适应能力往往较弱。这表明，过于有责任心的领导可能无法很好地适应他们所要面临的对未来前瞻性的预测以及对已经发生的问题给出合适的相应性的回应。此外，过于有责任心的领导可能会被认为难以取悦，在程序和政策上可能稍稍呈现出官僚主义。

（4）情绪稳定性（Emotional Stability）

情绪稳定型的领导相对来说较为冷静、放松，能够很好地表达自己的情绪，不太容易经历压力、焦虑或嫉妒等负面情绪。情绪稳定型领导在危急时刻仍然能保持冷静，对员工在公司内部的成长与发展表现出较强的耐心，也能帮助团队或组织在失败中更快的恢复。

然而，领导力强调领导者与追随者的相互影响，本质上就是一个情感交互的过程。因此，情绪稳定性过高的领导可能未必能通过自己的影响力激励员工或者是起到鼓舞性的作用。情绪稳定型领导的另一个缺点是他（她）们可能未必能及时感知到来自组织外部的威胁。

（5）开放性（Openness）

一个人的开放性、创造力、洞察力和想象力有关，这表明开放性的个体会更容易产生有远见的领导力。开放型的人格在变革型领导力的智力激励和动机鼓舞上有很强的优势。因为这些领导富有生动的想象力，能在关键问题上挑战传统的智慧与权威，因此也更能够为组织设想一个引人注目的未来。

然而，在科层制度明显的组织中，开放型领导力可能并不那么受欢迎，因为开放型的领导愿意做出各式各样的尝试以促成组织的整体绩效的提升，而在科层制度明显的组织中工作方法可能会更加保守。另外，开放型的领导者可能容易被短期看似吸引但却不切实际的想法所分心，甚至有可能背离组织整体的传统和价值观，潜在的危机影响组织的长期稳定性。

2）规避特质

（1）自恋（Narcissism）

自恋是一种傲慢、过度关注自我、权力至上和富有敌意的个性特征。作为一种自我调节的防御机制，自恋者往往认为别人不如自己，贬低那些他们认为是竞争对手的人。自恋型领导者在解释信息时更可能会带有偏见，并且在做决定时会考虑到所做决定是否会影响到自己的声誉。自恋型的管理者比谦逊的管理者更为自私，倾向于将组织的稀缺资源分配给自己。同时自恋的领导者关注于如何让自己变得有吸引力和影响力，也更容易对他人持有负面的看法。但是，最近有研究表明，在某些时候，狂妄自大的领导力风格，可能能帮助组织走出困境。

（2）表演性，戏剧化（Histrionic）

拥有此类人格的人，往往是戏剧性的、表现欲强的、有操控欲的、诱人的和情绪化的。拥有此类人格的人可能会表现得较为情绪化，并且难以对追随者产生信任。但是，由于表演型人格对领导力的好处在于可能更具创新性，同时喜欢演戏的人可能特别容易被视为领导，因此更有可能成为领导者。

（3）支配性（Dominance）

拥有支配型人格的人更喜欢控制和掌管对话，并且喜欢指导他人。这类型的领导者可能会通过暴力来领导，而且不太可能去感受他们的追随者的感受。同时拥有此类特质的领导者会更容易表现出对权力和操控他人的渴望。有研究证实，人们不愿意被支配型人格的领导所领导很大程度上是因为他们害怕被这个类型的领导所利用。

（4）马基雅维利主义（Machiavellianism）。

马基雅维利主义是指在政治上精明和狡猾并且会用这种意识来达到目的的人。马基雅维利主义的本质是鼓励欺骗、操纵他人和强有力的说服他人以达到领导者的目标。马基雅维利式的领导人更有可能较为强硬的手段去影响他人的行为。马基雅维利式的领导人可能对人们有很大的影响力，而这种影响力常常伴随的目的是个人权力的提升，而非集体利益。

这里想要强调的是，这些所谓的特质并不是绝对的。这里的绝对体现在两方面，首先，我们关注领导力的特质不代表只有完全具备所有的这些特质的人才能成为领导，也不代表领导就完全具备这些特质。其次，就像上文所说，偏好特质给我们带来的并不完全是正向的影响，规避特质也并非只有负面的影响。

2．魅力型领导力

许多学者都认为我们当代对于"魅力"（Charisma）的理解源自马克思·韦伯的著作《社会组织和经济组织理论》。马克思·韦伯认为，魅力型领导力不在于领导者本身具备一种什么样的特质，而是具备魅力型领导力的领导者能够出其不意地以一种神奇的方式影响他（她）们的追随者，是领导对下属的一种天然的吸引力、感染力和影响力。

最早对于"魅力"和认识的描述可以追溯到古希腊哲学家亚里士多德的著作《修辞学》（*Rhetoric*），他在书中指出，领导者必须通过创造性的修辞手段（例如变革型领导力和魅力型领导力）来获得追随者的信任。这包括通过感染力（Pathos）激发追随者的情感认同，通过个人人格魅力、气质（Ethos）来为追随者提供一个道德视角，并且通过使用理性的逻辑（logos）论证，使人信服。同样地，柏拉图在《理想国》（*The Republic*）中也曾有过相关的论述。这师徒二人为西方关于领导力、伦理和善政的思想提供了重要的基础。类似的，意大利政治学家、思想家马基雅维利也在《君主论》中强调作为君主，应当自律、勇敢并通过自身的性格特征来影响下属。最强大的领导者，是像魅力型和变革型领导者这样能够带来所需社会变革的人，尽管这些类型的领导也可能做出有伤害的事情，但是我们应该要学习的是善用这些特点和好处。接下来，本小节将从韦伯的思想开始讲起，深入分析什么是魅力型领导力。

韦伯将魅力型领导力（人）描述为能够带来社会变革的人。他指出，这类领导人出现在人类精神、身体状况、经济、道德或政治困境的时代。在韦伯看来，这些具备魅力型领导力的人，所具备的是一种不是能被每个人都轻易获得的身体和精神的特殊天赋。这些领导者被认为具有超然的、超人的或者至少是一种特别以及特殊的能力或品质，能够完成常人所不能完成的伟大壮举。韦伯认为，一个有魅力的领导人的追随者，愿意把他们的命运交到他们的领导手中，愿意支持领导者的任务，可能出现一种绝对热情、绝望或希望。表明追随者是对领导者有强烈的情感信任和依赖的。韦伯还认为，魅力型领导力不同于其他的官僚型（Bureaucratic）权力（或权威）或者封建（传统）型权力（或权威）的核心，在于魅力对追随者的吸引和影响是革命性的，是对一切事物的颠覆，是对传统或理性规范的辩证思考与革命性改良。最后，韦伯还表示，魅力型领导人的影响及其影响所带来的深远意义会继续作为组织或社会文化的一部分，继续影响组织和社会活动的后续参与者，但随后会减弱，因为组织或社会始终是隶属于理性和系统的官僚化的过程当中。

韦伯给出关于魅力、魅力型领导（力）的概念在今天看来，仍有重要意义。虽然韦伯未给出关于魅力型领导究竟在做什么的定义，他关心的是目的而不是手段。基于韦伯的研究，社会学家阿米泰·埃齐奥尼（Amitai Etzioni）发展了新的结构主义观点。它关注正式领导对个人的影响，以及用来对追随者施加影响的权力来源。埃齐奥尼区分了领导者可能使用的三种权力基础：①武力权力（Physical）指通过威胁或胁迫来获得权力；②物质权力（Material），指通过奖励来获得的权力；③象征权力（Symbolic），指通过社会规范和社会影响力来获得权力。埃齐奥尼把所谓的象征权力称作为"魅力"的体现。他还认为，当领导者使用象征权力而不是物质权力，或是使用物质权力多于武力权力的时候，他们的追随者就会表现出更强的认同感和更少的疏离感。也正因为是这样，追随者才会更持久的被魅力型领导者所影响，因为在一定程度上，追随者已经把领导者对她们的期望内化了。此时的管理与领导，更多的是一种引导与激励，而非传统意义上的领导。

罗伯特·豪斯（Robert House）为了我们理解和解释魅力型领导力提出了首个综合的理论框架和可量化的命题，他同时还关注了魅力型领导者对于追随者的心理影响。与此同时，豪斯还就魅力型领导者是如何管理和影响追随者的行为和意识提出了理论解释。他认为，魅力型领导者通过有效的沟通和说服能力来影响他人。这种沟通力和说服力，同时体现在话语上的和非话语上的。

豪斯认为，魅力型领导力对下属吸引的基础来自于追随者和领导者之间的情感互动。魅力型领导者根据任务或组织的使命来激发追随者实现目标的动机，同时影响追随者对领导者想法和价值观的理解和认同程度。在这一情感互动的过程中，追随者的情感和想法都能在领导者的身上得到表达和认可，因此，追随者会反过来对领导者表示喜爱和钦佩。豪斯认为，有魅力的领导者是那些能够凭借个人的性格特点与能力从而对追随者产生深远而有意义非凡的影响的人。这些领导对自己的和下属的能力表现出信心，并且对双方都有较高的期望，同时，还能表现出能实现这些期望的决心。豪斯还认为，这些魅力型领导由于个人的人格魅力，成了追随者认同的对象和学习的榜样。而追随者反过来又会效仿他们领导者的理念和价值观，并受到激励与鼓舞，从而取得杰出的成就。这种魅力型领导被认为是勇敢的，因为他们所挑战的和改变的是并不受欢迎或者是缺乏时代性的现状。此外，由于这些魅力型领导者所具备的异于常人的天赋，追随者相信这些领导者能带来变革，从而使他们摆脱困境，改变现状。豪斯还指出，对于魅力型领导来说，他们所具备的天赋很可能是个人特征、领导者使用的行为、追随者的特征和领导者的风格在给定的某些情景因素之间的复杂互动，并不具备标准化的情况。同时，这些魅力型的领导者，除了会变现出强大的个人特质以外，还会表现出高度的自信、社会的亲和力以及强烈且正向的道德信念。这些领导会通过约束自己的行为，为他们希望追随者达到何种表现做出引导作用，作为追随者的榜样，魅力型领导者会不畏惧个人牺牲，通过塑造形象和自我推广以给人以强大和有能力的积极印象。

3.2 卫生系统领导力的独特性及对医院文化的塑造力

3.2.1 医院中的领导力

前面我们讲了关于领导力的基本定义和认识、了解了领导力的主要学派。当我们谈及领导力时，医院作为一种特定的组织形式，所呈现出来的一些独有的特征，使这一切变得有趣。Denis、Langley 和 Rouleau，把卫生组织定义为典型的"多元组织"（Pluralistic Organizations），多元组织的特点是分散的权力和权威，不同的价值体系和以专家或专业人士所具备的专业知识为主要生产内容。而这一些独特性，是由卫生组织，特别是像医院这种复杂的机构的文化、制度以及人员构成来决定的。具体来说，在卫生组织中，权力、权威和合法性在管理者、临床医师和其他有组织的团体之间传播和转换。

卫生保健组织，尤其是医院作为一种特定的隶属于卫生系统的组织形式，由于其结构和构成常常面临着严峻的挑战，这些挑战往往体现在实施和确定战略方面，并且构成原因复杂，涉及不同层面的主体和利益相关者。因此，医院在面临决策时，往往是涉及长期的、有时甚至是艰苦的谈判过程，需要在多方利益相关者之间周旋以寻求共识，达成具体的解决办法。尽管如此，这一些过程是必要的，因为不同利益相关者之间，包括但不局限于医师、护士、医院高层管理者、中层干部、政府职能部门，他们对于不同的事情有不同的优先级和需要把握的主要矛盾，因此在做决定之前，必须在这一些行动者之间取得必要的共识。与此同时，医院面临的要解决的问题和决策往往也是复杂的、涉及多方面的和棘手的，并且也绝非简单地把医疗或管理问题联系在一起考虑就能寻求到合适的解决办法。这也就影响了甚至决定了卫生组织领导的人员构成和对领导力的要求，并不能是领导力或者是管理理论在卫生组织的直接应用或简单叠加。我们必须要考虑到的是：我国医院的管理者，尤其是公立医院的管理者，大多是由具有专业学科知识的临床医师晋升而来，而这些专业人士所具备的职业特性，在本质上和管理学的原则存在固有的内在冲突。本章下一个小节将详细解释，这些固有的冲突体现在哪些方面及其致因因素。

2009 年新医改以来，我国的卫生系统一直面临着适应政策要求、管理方式和卫生服务的提供等方面的一系列的创新发展的需要，这些变化和需要包括新的医疗技术手段的使用、新型的整合医疗（医联体、医共体、医疗集团）模式，以及大量的商业的管理手段在卫生系统的应用，比如精益管理（Lean Production）、质量管理。另一个卫生组织需要面临的严峻挑战是医院，尤其是公立医院，面临着兼顾创收和提供公益性服务的双重挑战，而这些挑战，迫使医院要在越来越困难的经营环境中运作。此外，医疗行业一直面临着各种各样的改革，结构性改革持续不断、改革的侧重点也有所不同，所采取的措施也不尽相同，包括采用新的激励方案、新的工具和技术的应用，尤其是近几年来，国家加大对基层医疗水平的建设，加大分级诊疗制度的落实，对于医共体、医联体、医疗集团的建立，包括对罗湖医疗集团的试点、推广，以及全国范围内对三明模式"医药、医保、医疗"三医联动的推广。

针对以上提及的卫生组织所面临的挑战，对于医院的领导力的需求不仅体现在最高决策团队，比如说书记、院长，也体现在运营层面上，尤其是科主任作为"知识经纪人"（knowledge broker）的角色。在这些层面上，运用不同专业知识来源的多个团队需要相互协调，比如专家会诊、通过多学科团队（Multi-Discipline Team，MDT），有时还需要跨越组织边界。在实际工作中，医院的管理层，或者是管理职能，需要和临床在多个层次和环节上结合起来。在这样的背景下，对于医院领导力的要求，必然是混合性和多元化的。而正是这种混合性与多元化，为解决医院组织内部固有的复杂特征提供了可能。

3.2.2 医疗领导力与医院文化

在我国的医疗领域，尤其是医院这一种组织形式，相较于其他领域或者行业，有一个很典型的特点就是一般除职能科室外，承担领导或是管理工作的，都是有临床背景的医师或护士。越来越多的证据证明，临床医师或护士更多地参与到医院的管理和担任领导的职位对医院整体的绩效和患者的满意度提升有重大的影响。人们通常认为、担任领导角色的临床医师可以发挥作用。在一个复杂且具有挑战性的医疗体系中，医师作为领导或管理者为医疗的业务带来了一套独特的技能。能带来这一套独特的技能的原因是，相较于专业的管理人员，临床医师作为管理者，可以更好地站在医学专业的立场上，做出更符合整体医学原理的决定。临床领导者对医疗保健的核心业务有更深入的了解，在他们的专业同事眼中，他们更具合法性。所有这些都可能确保他们做出的政策和实践决策更知情，更有可能被执行和采用。

我们前面讲了混合领导力，混合领导力指具有临床医学背景的专业医学人士承担管理工作。这种混合性只能体现在医务人员承担领导或者是管理职能，而不能是承担管理的人员，比如，职业经理人来兼顾临床工作，从而充当混合管理者。这是由医疗行业的专业性所决定的，每一个医务人员都需要系统性的长时间的培训，而正是这种培训，让医务工作者的专业具备了排他性，他们在各自的专业学科领域，有绝对的管辖权（Jurisdiction）。那么，什么是多元化的领导力呢？

3.2.3 多元领导力与医院文化

不同于混合型领导力，多元化领导力体现在权力的分散上。尽管在我们的认识里，不止一个人在担任单位或者是组织的领导的这一想法有悖于常理，但是领导权可能被多个个人或团队共享或分配并不是什么新鲜事。集体领导的形式，在其中的影响是共享或分配给不同的人发挥互补的阵营，似乎提供了一个解决办法，已实现协助、协调和战略方向的挑战。多元或集体行使的领导力出现在卫生保健组织与卫生组织固有的内部复杂性特征相关。

　　Denis、Langley 和 Sergi 在对一系列研究进行归纳和分析时发现并确定了四种多元领导力的形式（图 3-2），他们的发现表明了多元领导力不仅可以有不同的定义方式，同时也有多种多样的方式来组织和实践领导力的这一多元性。我们在前文中也曾强调，领导力具有很强的环境依赖性。因此，在多数人担任领导的职位时，不仅存在多种形式的多元领导，不同的环境和组织情况需要，对多元领导力也有不同的要求。然而，到目前为止，对多元领导力形式的实证研究却往往集中于某种单一的特定形式。

　　图 3-2 给出了 Denis、Langley 和 Sergi 就 4 种多元领导力的定义。首先，多元领导力可以就其形成形式来进行区分。一方面，这种多元领导力形成于多个个人的实践，从而逐渐被决定和结构化。另一方面，这种多元领导力可以产生于行动者之间反复出现的互动模式中，从而由一种个人的持续工作方式转变为局部的约定俗成的现象。其次，多元的领导形式可以不同，

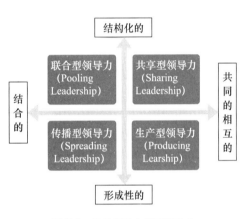

图 3-2　多元领导力的四种形式

这种不同之处取决于多个个体或者是行动者之间的影响形式。一方面，在一些多元领导的形式当中，我们注意的是团队的每一个成员都在互相影响着彼此，我们称为共同性或者是相互性的领导力；另一方面，在另一种形式中，是一些承担着管理职能的领导，联合起来领导组织或团队中的其他成员，我们称为结合性的领导力。

1. 共享型领导力

　　共享型领导力（Sharing Leadership）顾名思义，是指在一个群体之中，个体与个体之间通过一个动态的、互动的过程来实现相互影响。其目标是通过相互之间的影响来实现群体或（和）组织的目标。对于这一方面的研究，主要是关注在"团队"（team）过程当中的有效性，同时研究表明，如果由谁来担当领导者的角色和责任是共享的，那么团队的整体效率和绩效就会提高，因为人们能够在更大的程度上感受到彼此都在致力于共同要实现的目标，因此会通过更加努力工作来实现它。

这里我们需要再次强调的一个定义是，这里的"团队"（team）所强调的是一个有共同目标的群体或集体，而非多个单个个体的简单集合。共享型领导力认为，个人的动机和自我领导的能力是发展这一领导力形式的关键。当然，拥有这种共享型领导力，不代表个人领导不存在或者是不可被辨别。根据这一方面学者的研究，当所面临的工作是复杂和有很强的知识导向型的、当面临的任务在本质上是相互依赖的，且当团队职责的实现需要领导高度参与的时候，这种形式就显得尤为适合。卫生系统，或者是医师以及医疗团队在面临日常工作的时候，就是上述情况的一个很好的典型例证。

我们反复强调的是，领导力是一个过程，是个体与个体或者是群体之间的相互互动的过程。在卫生行业，特别是医院这一种组织形式，组织成员，也就是医护工作者每天面对和处理的都是疾病与康复。我们知道人的身体具有整体性，疾病本身也具有复杂性，因此很多时候，疾病的治疗和处理需要多个专业和学科的合作。因此共享型领导力在多学科或者跨专业合作的过程中尤为重要。跨专业合作是指不同专业背景的专业人士在多学科团队中为了患者的利益而合作的。多学科团队的建设旨在提高对于处理复杂临床病例的效率，是指来自于不同学科的人围绕着一个共同目标聚集在一起。就其构成形式和目的来说，多学科团队在构成之初，就内在地嵌入了共享的理念和共同的价值观。这些多学科团队通常是基于这样的原则组成的：因为团队每一位成员都有各自领域的专业性，所有的成员都可以为团队的使命做出贡献。从这个意义上说，领导者应该在这些团队中轮换，因为每个人都被要求在某一时刻发挥领导作用，维护他（她）独特的技能，并赋予目标在集体中新的意义和共同理解。这一个分享的过程本身也在一定程度上强化了团队的凝聚力和对于整体目标实现的可能性。

2. 联合型领导力

正如所有形式的多元领导力，联合型领导力（Pooling Leadership）也是基于个人的集合，但与其他形式的多元领导力的不同之处在于这些个人（通常是二分体、三分体或是小团体），是共同领导着组织的其他成员，这些领导占据着汉密尔顿（Hamilton）所定义的"共享角色空间"（Share Role Sapce），这种职位通常位于组织结构的最高层。与共享型领导力相反，在这一种形式下，组成领导团队的个人共同承担领导的责任。此外，这种形式的共同领导通常是以任命的形式发生在组织的结构中，并且要求这些人之间建立联系，并在结构上连接各自的专业领域，否则管理和领导将无法保持一致性，并且可能会保持分离。这些组成中，每一个成员都代表组织的某一面或者是一种特定行动的底层逻辑。同时，这些共同担任领导角色和职位的人，会在个人之间的角色表现出专业化、差异化和互补性。例如，在艺术管理中的艺术和行政方面视角的不同逻辑和决策模式，以及在我们卫生系统中，在上文也提到的管理和临床的两个不同的视角。实证研究证实，在组织结构中建立完全联合的职位在多元化的组织情境或者是专业化的组织情境中尤为适应，因为在这种情况下，不同的制度逻辑，甚至是彼此之间有竞争关系的制度逻辑会影响着组织不同个体或集体之间的沟通与合作。在这种情况下，联合领导力将有助于组织建立和维护行为的合法性，也有助于促成组织的整体决策进程。在这一种领导力的形式下，明确参与这种多元领导形式的每一个人的角色和任务将是组织面临的最关键决策和挑战。实证研究表明，联合领导力的综合表现成绩与参与者之间的平衡关系有关，这种平衡关系受到组织决策和变化和影响。

3. 传播型领导力

传播型领导力（Spreading Leadership）是一种更为分散的领导力形式，这种分散的领导力，在不同的层面和职能中得以实践。在这种分散的领导力形式下，领导是跨时间和空间共享的，有时在组织内部，有时在组织之间，整个领导的形态，是在这样一个转化的过程中发生的。这种形式的领导力已经被认为出现在许多成功的变革项目中。事实上，领导在不同的人之间的传递被视为满足复杂项目的目标的一种有效的方法，特别是涉及组织间活动或策划方案。

在这种形式下，参与领导的一组人被组成一个利益共同体。个人在实现一个阶段的联合项目中依次承担领导角色。然而，虽然研究表明，合作项目的成功往往设计这种领导形式，但是创造这种富有成效的组合的条件并不完全清楚。

事实上，我们也并不能保证通过这种传播型领导力，领导的角色在各个部门或组织之间得以完美体现。因为在没有上下级关系的个体之间，可能会产生模棱两可、不和谐的困惑。有意创造这种形式的多元领导需要对整体的发展脉络做出明确的方向性指引。这类协作型领导不仅可以通过个人活动，而且还通过对组织结构和管理的再设计对他们的日常规范和程序来进行改革和构建。

4．生产型领导力

生产型领导力（Producing Leadership），是指领导力或领导权是通过隶属于组织的行动者之间的相互联系和互动产生的，这一种领导形态显然使得领导力或者领导的角色脱离了单个个体而存在。相比于前面的三种形式，这一种形式为我们提供了一种重新定义领导力的角度：与特定的个人联系在一起，这种形式将领导视为一种集体产品，由参与者对整体项目的积极参与而产生，并且在互动之间，一起创造了一种奋斗和努力的新方向。因此，此种情况下，领导力并不依附于个人的存在，而是超越出个人本身，领导力产生于个体之间的互动。对于这方面的研究，核心是在强调领导实践的本质是沟通，再一次印证了我们反复强调的，领导力是领导者与追随者之间相互交流的过程。

3.3   医院文化对领导力的影响

文化对人的影响是一个潜移默化的过程，医院文化是否能对领导力产生影响，医院文化对领导力能产生什么样的影响，都是未知的、不可测量的并且在短时间内无法看到明显的效果和变化的。但是，这绝不意味着，一个医院的文化与领导力在医院内部，是完全独立的两个存在。

首先，一个医院的文化影响着员工是否愿意承担领导的责任。一个医院的文化氛围和环境，就好比医院未来领导者的孵化器，一个开放包容的文化环境，能让更多的组织成员，参与到整个决策的过程当中。通过下属与领导者互动时的感受，也会在很大程度上影响着员工在组织中承担责任的积极性和可靠性。医院所要面临解决的问题，问题本身具备复杂性不可预见性，那么这就要求组织成员之间有一致的价值取向。而我们在前面也多次讲到，一致的价值取向的建立和发展有赖于组织文化的建设，也有赖于领导者在整一个过程当中充当的角色。

其次，一个医院的文化影响着员工对于领导和管理这一理念的认识。我们多次提到，医院是一个知识型组织，组织的发展在极大程度上依赖于医护人员等专业人士的认可度和参与度。专业人士对于权力的集中性,在本质上就不认可,尤其是在面临单个诊断的案例时,每一个相关专业的医护人员都会要求自己在自己的专业领域之内享有管辖权和话语权。那么,一个医院的文化,尤其对于这种专业人士的执业逻辑和组织运行的制度逻辑的理解和解释,会影响医护人员对整个医院,甚至医疗行业的权力结构的认识和理解。与此同时,也会影响着他们对领导和管理这一理念的理解。而对领导和管理的理解的不同,同时决定着医护人员各自领导力风格的不同,而这一理解上和风格上的差异性,又会在很大程度上反作用于医院文化。

最后,一个医院的文化影响着员工是否能有效地培养和发展自身的领导力。我们知道,培养和发展领导力的有效性取决于想要培养和发展领导力的那个个体的主观意愿和客观环境。一个合适的医院文化和良好的工作氛围,能为员工培养和发展自身的领导力提供源源不断的动力和一定的物质保障,例如,提供一个良好的发展环境和工作氛围。

在此,我们想强调一点,分析和比较各种领导力风格和文化形式并非要给大家提供一个适合于每一个医院、每一个组织的"最佳实践",但是我们希望能在实践过程中,为大家在发展各自个性化的"最佳实践"提供方向和指引。从来都不存在一种最佳的文化状态或者是领导力形式,只有最适合于自己组织当下某一个时期的文化氛围和领导力形式。

（张晅榕）

第 4 章

医院人力资源管理中的人文关怀

医院作为服务社会大众健康事业的组织，其医疗服务水平的高低决定其竞争水平，医院提供的医疗服务有赖于知识、技术、关怀，归根结底，是决定于员工能否提供高质量的医疗技术、更贴心的照护服务、更有效的管理支持。从这个角度来看，医院的发展离不开健康向上的员工队伍，医院想要持续、健康、和谐发展，一定要重视员工队伍建设、关注员工身心健康和精神需求，实施人文关怀是有效提升员工满意度、满足员工归属感和幸福感的有效途径之一。

近年来，随着国家改善医疗行动计划的不断深入和国家公立医院绩效考核的深入实施，员工满意度得到了越来越多的关注。但根据目前官方公布的三级医院绩效考核数据，员工满意度在住院患者、门诊患者、员工满意度三个调研维度中，得分情况是最不乐观的。

我们都非常明白"没有满意的员工，就没有满意的患者"。医学是集科学研究、技术创新、人文关怀为一体的学科，其基本任务是治病、防病、帮助患者康复，促进个体到群体的健康，这里的健康不单是身体的健康，还要满足患者的心理和精神的需求，没有人文情怀的医务工作者，在满足患者全方位需求时，效果会受限。

很多的医院也认识到这样的问题，医院管理不是一个简单的管理问题，而是一套提出问题、分析问题、采取行动、解决问题、实现目标的系统过程。在这个过程中，人的因素是第一位的。医院的人力资源有着自己的特点，按照马斯洛"人的需求层次理论"来分析，医院员工在每个需求层级都有着不同的需求侧重，满足这些需求的过程，其实就是对员工人文关怀的过程。

4.1 医院员工的特点

医院员工的主体是医疗技术人员，有一部分管理工勤人员，人力资源呈现鲜明的特点。要掌握医疗人才的特点，同时兼顾其他人员的需求，才能在员工管理和实施人文关怀时做到有的放矢。总体来说，医院人力资源呈现如下特点。

4.1.1　员工受教育水平普遍较高

我们对不同地区三甲医院的员工招聘条件归纳后，发现以下共性条件：

【招聘岗位】医疗岗位，护理岗位，检验岗位，药剂岗位，医技岗位，其他专业技术岗位，管理岗位若干。

【学历要求】

医疗岗位：硕士及以上学历，入职后按照大内科、大外科方向参加住院医师规范化培训；

护理岗位：本科及以上学历；

药剂、检验、医技、其他专业技术岗：本科及以上学历；

管理岗位：硕士及以上学历。

【年龄要求】博士后 35 周岁以下，博士 30 周岁以下，硕士 27 周岁以下，本科 24 周岁以下，优秀者可适当放宽。

从以上的招聘条件可见，目前三级甲等医院的员工大都经过了长期的专业的学习，有系统的教育经历。即使是二级医院，因为工作面对的对象是患者，所以员工较一般等级的组织要求就会更严格。所以，医院的员工一般都有着受教育程度高、综合能力较高的特点。

4.1.2　员工需要终身持续学习

众所周知，医学是一个持续学习和创新的过程。从一个医学毕业生到一个成熟的技术骨干，成长起来需要十年的时间，且需要坚持终身学习来满足医学不断发展和进步的需求。随着科学技术的不断进步，医学技术的发展也日新月异，作为医务人员，不学习就意味着跟不上技术的进步，不创新有被淘汰的可能。所以可以看到医务人员，连年参加继续教育、职称考试、科学研究、学术交流等，其中所承受的压力也不言而喻。

此外，在医院工作的工作强度在各行业中也是有目共睹的。作为医院员工，很少有固定的休息时间，尤其是一线医务工作者，没有节假日，没有白天和黑夜，因为患者患病的时间不确定。正常的临床工作之余，大多数医务人员还要做科研，做项目研究，教学医院还要承担教学任务等，脑力劳动和体力劳动的强度都要远远大于其他行业。

4.1.3   医院员工需求多样化

医疗行业是技术、知识密集型行业，医疗工作是具有挑战性的工作。医院员工作为知识型员工，与一般的员工相比，有物质需求，但更在意自我价值实现等非物质性需求。他们往往更希望得到社会的认可和尊重。虽然经济薪酬手段是留住人才的直接手段，但绝不是医院吸引和留住人才的唯一手段。医院员工往往更看重医院的文化、个人发展空间、职业发展机会，包括工作环境的文化因素和工作氛围与个人价值选择的契合程度。所以，系统的全方位的员工人文关怀，是医疗行业对员工经济薪酬之外的必要补充。

综合医院员工的特点，要想科学有效管理医院员工队伍，调动和发挥好医院员工的积极性、创造性，使其更好地服务于医疗卫生事业，首先就要使医院员工对医院和组织认可、热爱。正面引导、进行职业道德教育，是医院员工接纳和认可一家医院的方式之一，但绝对不是最有效的手段，只有将职业引导、文化引领和激励机制有机结合，才是发展员工队伍的有效途径。因此，努力为员工搭建一个发展和实现自我价值的平台，帮助他们实现个人梦想，是医院发展员工、培养员工的重要任务。

而员工自我价值的实现，既需要一定的物质生活保证，同样也离不开良好的文化环境和制度保障。医院的人文氛围对于员工来说就好比是适合生长的土壤，医院人文环境是吸引人才的关键，在医院开展人文关怀，充分考虑员工的发展需求，形成温馨、关怀、友爱、可促进员工可持续发展的医院文化，是提高员工积极性，有效管理医院人力资源的重中之重。

4.2   医院进行员工人文关怀的意义

医务人员以治病救人为天职，随着医学模式从单纯的生物医学模式发展成为社会-生物-心理医学模式的根本性的变革，医院服务的宗旨也从以疾病为中心转变为以患者为中心。这给医务工作者提出了更高、更多的要求，使医务人员面临的压力更多更重。加强对医务人员人文关怀不仅是医院人力资源自身建设的需要，也是促进医疗事业发展的要求，对员工和医院组织都有着非常重要的影响。

4.2.1　有利于促进和维护医务人员的身心健康

医疗工作是高风险职业，医务人员在诊疗活动过程中，对象是具体的生命，而临床疾病的复杂性，使医务人员经常面临新情况，本身就有较大的身心压力。医务人员接触到的患者不是单一的产品，而是有感情有需求的生命个体，他们会因康复出院而喜悦，也会因期望过高或未达到诊疗预期而产生不满，所以医务人员经常会受到不良的情绪侵袭。遇到许多疾病发病机制不清，诊断技术滞后，治疗效果不好的时候，他们也会同情、自责，这些复杂情感冲击对医务人员的心灵都会造成不同程度的干扰。此外，紧张的医患关系、高强度的工作负荷，也对医务人员身心健康产生不利影响。加强对医务人员人文关怀，可以使他们更好地适应职业特点，科学调节心理及生理状态，最大限度地防范心理及生理上不良因素对身心健康的影响，确保医务人员本身的身心健康，为建设高素质的医疗技术人才队伍提供保障。

4.2.2　有利于更好地调动医务人员的积极性

当前随着医疗卫生体制改革的不断推进，医院的经营管理环境出现了许多新变化。尤其是公立医院，面临许多新挑战。国家越来越重视"人"的要素在医疗活动的价值占比。例如药品零加成、耗材零加成之后，医院的经营大多由多接诊患者，提升服务质量，提高医院内涵来发展，来保持原有的运营。医院员工的工作量、工作压力都在增加，管理中注重人的思想和精神状态，加强人文关怀，真正尊重员工，切实关心员工，积极为员工实现自我价值创造和提供机会，维护员工的合理诉求和合法权益，有利于激发员工的内在积极性，是医院持续发展的重要保障。

4.2.3 有利于提高医疗服务质量

医疗机构是提供医疗服务的组织，与广大百姓生命健康息息相关，如果单靠严格管理来维护医院的秩序和运转效率，那只能提高"被动性效率"，提供的医疗服务质量也必然是刻板的，医院运营也会走入僵化。必须同时通过人文关怀，关注医院员工的思想状态和精神需求，在内心深处真正尊重员工，切实关心员工，积极为员工实现自我价值创造和提供机会，维护员工的合理诉求和合法权益，充分调动员工的积极性和创造性，增强员工内心对医院的认同感和归属感，通过有效的激励约束机制，提升医院内在的"主动性效率"，主动性工作会使员工有更多的激情去学习、创新，以饱满的精神状态投入工作中，必然会提高医疗服务的质量。

4.2.4 有利于构建和谐的医患关系

影响医患和谐的因素是多方面的，但是从医方角度，践行患者人文关怀，是非常必要的途径之一，这几乎在所有的医务人员中达成共识。实施对患者的人文关怀是一个复杂综合的系统工程，但是医务人员作为直接服务于患者的一线人员，其状态、素养等，是影响医患关系的最直接的因素。有温度、有爱心、医术精良的医务人员会广受患者喜爱。建立这样的医务人员队伍，也是所有医疗机构人力资源管理方向的指引。

对医务人员进行人文关怀，就是要通过满足员工的心理需求，使他们保持良好的心理状态和精神状态，以饱满的热情投入医疗工作中。医务人员在得到关怀之后，必然会有良好的心理回应，有助于提升工作神圣感和责任感。这种良好的回应，外化在日常的工作中，就会表现出对患者的关爱和关怀，在诊疗活动中，更易于患者共情，能够更加细致耐心地进行医患沟通，能够更加用心、细心、精心的为患者提供医疗服务，进而促进医患和谐。

4.2.5 有利于促进医院的高质量发展

2021 年 6 月，国务院办公厅印发《关于推动公立医院高质量发展的意见》，该意见明确了公立医院高质量发展的目标、方向、举措，是新阶段公立医院改革发展的根本，对全面推进健康中国建设、更好满足人民日益增长的美好生活需要具有重要意义。《意见》对建设公立医院高质量发展新文化提出了具体要求。指出公立医院要着力培育和塑造医学人文精神，打造有温度的医院，提供有关怀的医疗，培养有情怀的医师，使之成为助推公立医院高质量发展的动力源，为开创卫生健康工作新局面凝聚思想共识和奋进力量。正所谓"人是第一生产力"，所以进行员工人文关怀，凝聚力量，达成共识，打造和积淀医院人文文化，建立积极作为、勇于创新、实干奋进的员工队伍，将人的和谐发展统一到医院的管理目标和发展目标中，是推动医院高质量发展的不竭力量源泉。

4.2.6　最终受益的是广大人民群众

通过对医务人员的人文关怀，能从多个方面激发医务人员积极向上的情绪，保持健康的心身状况和积极向上的工作热情。医务人员在得到关怀的同时，会有良好的回应，能在医疗工作中更加细心、精心、用心，激发进取、钻研的动力和信心，服务更加有效更加有温度，这对促进医患和谐，提高治疗效果，防范医疗差错事故都有十分重要的意义，进而会形成良性循环。目前，医疗服务仍然面临很多的问题，为提升广大人民群众就医安全感、获得感、幸福感，医院还有很长的路要走。走什么样的路，各家医院会有不同的选择，通过员工人文关怀，让员工变得有温度，传递出对患者人文关怀，形成良好的医院内部服务生态链，最终的受益者一定是广大的患者（图 4-1）。

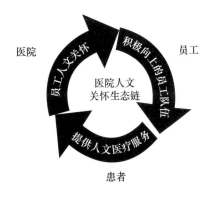

图 4-1　医院人文关怀生态链

总的来说，采取有效的措施，对医院员工进行人文关怀，培育医务人员人文感知力，鼓励敬业、钻研的职业精神，可以有效地提升员工的职业幸福感、归属感、安全感，通过推动医院的文化建设和精神文明建设，形成医院特有的文化特质或文化体系，凝聚力量，无论内外部环境如何变化，都会是医院建设成功有效的重要基因。因此，人文关怀对于医院而言，具有深远意义与现实价值。

加强对医务人员人文关怀的意义不仅仅在于医务人员本身，最重要的是这种关怀可以通过医疗服务质量的提高而传递到广大患者。因此，对医院员工的人文关怀，实质上也是对患者的关怀。

4.3   医院员工人文关怀的内涵

当前，对人文关怀有很多看法，归纳一下主要有以下几种：一是对生命价值的关怀，强调对人的尊重、理解、关心，强调人的重要作用；二是指人文精神，是对人的生存状态的关注，对人的权利的尊重，对人的尊严和符合人性的生活条件的肯定，对人的解放和自由的追求。三是指对人的生命和健康的呵护，是对人性和人权的尊重，是尽可能地创造一切条件让人变得更有尊严。

无论如何理解人文关怀，可以肯定的是，其内涵精髓是关注人、尊重人，通过创造条件发展人，使人更有尊严更加幸福。因此，医院人文关怀其实就是人文理念、人文精神的落地，在以对员工的尊重和关爱的前提下，关注他们的需求，尊重他们在组织中的主体地位，认同他们的主体差异，关心他们丰富多样的需求，从而激发出员工的主动性、积极性、创造性，促进员工的自由全面发展，为医院的发展供给内在动力。

综上，在医院进行员工人文关怀，就是本着"以人为本"的理念，分析员工不同的需求，寻找到使员工幸福、满意的切入点，通过一系列有效的措施，满足员工需求，提升员工满意度。所以从可操作性的角度来讲，员工人文关怀有着更为丰富的内涵。

4.3.1   人文关怀与政治关怀

尊重职工的合法权益，尊重人格，尊重劳动，保障职工的一切合法权利是人文关怀的首要前提。坚持以人为本，就是要尊重员工的人格，维护员工的权益、保障员工的安全；在医院发展过程中，要让职工适度参与管理，重大决策应主动征求和听取广大职工的意见建议；坚持制度面前人人平等的原则；保持稳定、和谐、融洽的劳动关系，是在医院实施人文关怀的根基。

4.3.2　人文关怀与工作关怀

员工的工作状态、工作效率会对医院的发展和医院文化的形成产生最直接的影响。主动了解员工的工作情况，了解员工对本职工作的态度、满意程度、岗位适配度情况等，征求员工对医院方面的意见和建议，掌握员工对培训、学习、晋升等需求，让员工感到组织的关怀和温暖，也应该是人文关怀的重要方面。

4.3.3　人文关怀与健康关怀

关怀员工的身心健康，也是人文关怀的重要内容。针对医务人员工作压力大、节奏快等职业特点，还应重点关注和关怀员工的心理健康，医务人员在工作中长期背负着较大的压力，医院管理中要善于倾听医务人员的心声，正确把握员工的情绪规律，找准解决问题的着力点。经常有针对性地开展心理疏导和帮助，进行多种形式的宣传、慰问、表彰和奖励，理解他们关心他们，让他们在精神上得到慰藉和鼓励。从而在一定程度上缓解高强度的工作压力带来的消极情绪，增强职工的工作幸福感。

4.3.4　人文关怀与情感关怀

根据医院员工的特点，以及医院人力资源管理的实践，不难发现在医院人力资源管理中，传统意义上的刚性管理，是行不通的。医院员工需要更多的认可与尊重。因此，医院人文关怀，也是情感关怀的过程。是和员工的情感同频共振的过程。医院人力资源管理时，要注重和员工建立合作型、伙伴型关系。关注员工的情感需求，努力做员工的贴心人。

4.3.5　人文关怀与文化关怀

构建和谐医院文化，营造良好内外环境，是人文关怀的目标之一。着力营造尊重人、理解人、关心人、爱护人的良好氛围，营造鼓励干实事、干成事的职业竞争环境，引导广大医务人员确立正确的价值观和人生观，将个人发展和医院的发展紧密联系在一起，引导医院员工崇尚高尚人格、遵守法律法规和规章制度，弘扬卫生职业精神、引领职业新风尚，激发员工的热情，凝练医院文化，通过文化潜移默化的作用，提升医院软实力，也是医院人文关怀的重要内容。

医院人文关怀，就是要在以上的这些矛盾中，确立员工的主体性，以员工为主体和中心，促进医院员工的积极性和创造力，从而确立一种赋予员工以意义和价值的人生价值关怀，实现员工的自由而全面的发展。

当然，我们一直在强调，人文关怀不能只停留在感性的、口号的层面，深刻把握人文关怀的内涵，是为了寻找开展人文关怀的有效方法，使员工人文关怀落地，使医院员工切实受益，促进医院健康发展，做到"员工满意、患者满意、医院发展"，才是开展员工人文关怀的最终目的。

4.4 医院员工人文关怀的主要方法

4.4.1 做好制度规划并提供物质保障

医院要有专门的人员配备，规模较大的医院可设置专门的机构，组织协调、统筹推进员工人文关怀；基层医院可通过员工人文关怀专项工作方案的方式，进行筹划，可以制定长期规划也可分解为年度规划。规划时要充分剖析，客观、真实、有效地认识医院发展过程中尤其是医院人力资源管理中存在的问题，着力于不断完善医院员工管理机制，确定科学的员工管理和人文关怀发展思路。方案实施时要分清职责和权限，既要分工明确又要统筹协作，同时，院内相应的员工激励制度，薪酬优化管理机制也要与员工关怀制度有效衔接。通过科学化、制度化、规范化的管理，构建医院员工人文关怀制度。

此外，还应该设立专门资金作为物质保障。员工人文关怀的实施，需要从各个层面满足员工需求，提高员工对医院的认可和依从。无论是开展员工培训、改善员工的工作和生活条件，还是为员工送爱心、舒缓压力等，每一项工作的开展都应该做好经费预算，医院要从资金上有所保障，确保人文关怀能够落地。

4.4.2　开展员工培训，提高人文感知力

广大的医务人员长期工作在治病救人、救死扶伤的第一线，经常会背负较大的工作压力、家庭压力和社会压力，如果长期的感情传递、沟通交流不足，会导致麻木、消极、倦怠等不良心理情绪，人文感知力会受到影响，既不利于员工个人成长，也不利于医院和卫生健康事业的发展。医院要组织形式多样的人文关怀方面的培训，特别是医患沟通、服务效能等方面的人文执业能力的培训，科学合理的设置培训内容，邀请专家、学者进行专项培训，通过培训，将人文的"种子"种在医务人员的心中，通过潜移默化的作用，提升医务人员人文感知力，践行对患者的人文关怀。

培训的形式要灵活多样，要结合医务人员的特点，避免简单说教和空洞的理论培训，可通过活动、竞赛等形式进行，如在院内开展"人文医者"评选、院内"人文科室"创建等活动，以培养医务人员人文素养和人文感知力为前提，确定人文医者的评选条件，在院内进行遴选、推广，同时在评选出的人文医者身上，发现人文案例，借助宣传的力量，在院内营造良好的人文氛围，潜移默化的形成人文文化。进行专题培训的时候，也要充分考虑到临床工作的特点。集中学习在医院往往有一定的困难，因此专家讲授可以采取集中培训的方式，但医务人员的人文素养并能靠一次两次的专题培训就能形成，定期的培训是必须要开展的，也可以利用零散的时间，例如大交班、道德讲堂、政治学习、党支部学习等与科室联动，开设"小讲堂"，经常性的为员工进行全方位的人文知识培训。

4.4.3　构建安全、温馨、充满活力的医院文化

医院文化建设可以医院物态文化建设和精神文化建设两个方面开展。物态文化旨在建设温馨、舒适、安全的环境，包括的方面有医院的建筑、医院的布局、医院

的设施、医院绿化、医院的卫生环境等；医院的精神文化建设旨在形成和凝练医院人文理念，将人文理念渗透于医院管理中，形成完整的观念体系，指导和引领医院建设和发展。

往往医院的物态文化在医院建设之初就已经基本形成，只能可以通过后期的美化、局部改造等来进行调整。无论如何，安全是首先要考虑的问题，对于医务人员的安全保护在医院的环境建设中要充分体现。医务人员的工作和生活大部分时间都是在本科室内度过，员工最直观的感受也来自于科室，科室的环境布局在满足员工基本需求的同时，要尽量做到温馨、和谐，给人以清爽和舒缓的感受。工会组织要发挥作用，关注并指导科室建立本科室物态环境。例如在科室内布置"职工小家"，工会组织设专项改造经费，鼓励员工自行布置员工值班室，添置生活设备等，在员工加班或无法正常回家时，提高员工的生活品质。

4.4.4　完善特殊事件中的员工人文关怀路径

医务人员的工作有潜在的职业风险，例如面临公共卫生事件、突发卫生事件时，医院员工的工作环境和工作强度会发生变化，员工会出现不同程度的心理、生理反应；职业暴露时、产生应激反应时，甚至是发生不同程度的伤医事件等，都应是实施员工人文关怀的关键时刻。现在获取信息的渠道广且多，信息轰炸放大了人们的情绪，要保证在这些特殊事件后，对员工进行格外的关注和关怀，从生活、工作、家庭、健康等各个方面给予帮助和呵护，避免因特殊事件导致员工情绪、身心等不良的连锁反应。尽可能减少员工发展的后顾之忧，最大限度地消除引发他们心理失衡、失调的外部诱因，为员工的心理和谐提供路径支持。

对于特殊的员工需要特别关注，这部分员工虽然是极少数，但是关注或者沟通不当，易引起不良后果：第一种是明确对抗或断绝和其他人的沟通的员工，第二种是言论比较消极或者偏激的员工，更严重一些，行为上有一些偏差或者是和平时不太一样的表现的员工，要及时发现这部分员工的问题，积极干预。

医院人文关怀的具体方法及措施可参考表 4-1：

表 4-1　医院人文关怀的具体方法及措施

员工需求	应对措施	具体内容
提升薪酬福利待遇	建立科学合理的绩效评价考核体系和薪酬分配制度。	围绕医院建设目标，结合医院战略规划，制定绩效考核指标，从医疗业务数量、服务质量、服务效率、患者满意度、科研及过程指标多个维度进行全面考核，严格遵循"效率优先，兼顾公平，多劳多得、优绩优酬"的原则，向临床一线、工作量大、岗位风险大、技术难度高的岗位倾斜
	提高员工福利待遇	保证正常的福利待遇，提供职工劳保福利保障，春节、中秋节、端午节等特殊节日进行职工慰问。
减轻工作压力	建设阳光医院，尽力舒缓员工压力	建立职工身心健康体检筛查体系，为职工提供健康体检服务
		规范化的身心健康干预体系：开展职工身心健康大讲堂，饮食营养、颈肩腰腿痛、乳腺疾病等职工常见病的保健讲座与防病治病交流
		建立身心健康管理档案体系
		建立职工身心健康宣教与文体活动体系：健步走、跑团、体育团体、运动会等
		开展婚姻幸福、亲子教育等职工关注热点话题的宣教
		完善考勤制度，保障员工休假权益
提升职业荣誉感	深植人文文化，弘扬人文精神	坚持"文化立院、文化强院"、凝练院训、医院精神等文化精髓
		广泛开展意识形态领域主题活动
		编印相关知识读本
		组织开展各类思想研讨活动
		创新性开展"医师节""护士节"等主题活动
加强职业发展规划	关注职工发展	健全完善的公平用人机制
		建立清晰的员工职业发展通道
		有职业发展的相关辅导与支持
		提供多层次、多渠道、多形式的教育培训
	搭建干事创业平台	青年骨干医师出国研修、国内交流
		开办院内外成长交流沙龙：如邀请院内外名人名家、业界精英与医院青年进行人生智慧的深度对话，开展前沿思维的交锋碰撞，引发心灵成长的充分共鸣
		开展新人"成长导师陪伴计划"帮助新员工迅速适应环境并快速成长
	职业成长关爱	"明日之星""青年岗位能手"培育创评
		建设青年苗子→青年岗位能手→明日之星"三步走"人才培养体系和人才梯队
改善工作环境	关注职工需求，营造和谐舒适的工作环境	建立完善工会组织，并积极作为
		美化职工工作环境，根据实际情况，建成咖啡屋、读书角、职工小家等

续表

员工需求	应对措施	具体内容
改善工作环境	关注职工需求，营造和谐舒适的工作环境	建设职工文化活动平台、文化活动站，开展丰富多彩、寓教于乐的文体活动
		丰富多彩的职工社团聚焦高知群体特点，积极向上、格调高雅（摄影协会、登山协会、旗袍社、诗社、跑团等）
提高幸福感	情感关注	关爱职工子女，尽量满足子女入学、入托等刚性需求，根据医院特点，举办"体会爱·付出爱·传播爱——有爱的医二代"医疗体验营等活动
	关爱特殊群体	荣休职工欢送会：提倡不是退休是"荣休"，关爱离退休人员
		退休职工"关爱卡"：70岁以上离退休职工配发"关爱卡"，享受就医全程绿色通道
		"传承精神、感恩前辈、温暖重阳"等主题团日，节假日看望慰问老前辈
		"寿星"的幸福生活：集体生日会，为"寿星"送祝福
		建立"男丁格尔之家"，帮助男护解决职业生涯困扰，提升专业形象，搭建男护发展平台
		关爱和看望生病职工；关爱和帮助困难职工
		关爱"孕妈妈"计划：对孕产妇情况实行"弹性排班制""弹性岗位"，并在待遇、工作强度上给予关怀等

（韩　真）

第 5 章　医务人员职业倦怠预防与压力管理

世界卫生组织早在 2008 年的相关调研数据就显示，心理健康问题已经成为工作失能前三位的原因之一。2014 年《广东省医护人员精神状况调查报告》显示：广东省医护人员的总体精神压力较大，39.1% 的医护人员压力达到重度程度，45.5% 的医护人员有中等程度及偏上的压力，合计达到 84.6%。医师认为工作强度大的最主要原因是：管理体制不完善，管理方法不科学（52.8%）；患者太多，周转要求快（51.8%）；医务人员太少（50%）。医务人员如果长期在高负荷高压力的状态下工作，就会产生职业倦怠甚至心理疾病，这必然会影响到医务人员的身心健康，影响到医疗质量和患者安全。因此，在医院人力资源管理过程中，必须重视医务人员职业倦怠预防与压力管理。

5.1　医务人员职业倦怠预防

5.1.1　职业倦怠的概念与症状表现

倦怠（burnout）的早期定义产生于 19 世纪 70 年代，它源于精神病学概念，用于描述那些躯体、情绪、精神、人际关系、行为严重耗竭的患者。1974 年，美国临床心理学家费登伯格（Freudenberger）首先将其确定为专业术语，特指从事助人行业的工作者由于工作所要求的持续情感付出等，情绪、情感、行为等方面的耗竭的状态。职业倦怠研究的另一位开创者马斯拉奇（Maslach）认为职业倦怠是由三个维度构成的一种心理状态，即情绪衰竭、去个性化和成就感的降低。其中情绪衰竭是职业倦怠的核心成分，指感到情绪情感处于极度疲劳状态。如果这种疲劳的情绪状态长期持续下去，个体就会感受到一些负面的情绪，并对工作对象表现出消极、冷漠的行为，就是去个性化。成就感降低是指在工作中效能感的降低以及对自己消极评价倾向的增长。简言之，职业倦怠就是指对自己的工作已经不感兴趣，对职业充满了厌倦情绪，工作绩效明显降低，自身感觉身心俱疲（表 5-1）。

表 5-1　职业倦怠三个层面的症状

层面	情感症状	认知症状	躯体症状	行为症状	动机症状
个体层面	情感衰竭	无助感、无望感、失去意义	慢性疲劳	活动过多、冲动	热情丧失、理想丧失
	抑郁心境，心境变化	无能为力，陷入困境	头晕、头痛	吃得过多或过少	顺从
	想哭	注意力无法集中、健忘、难以完成复杂的工作	恶心、食欲缺乏	咖啡因、烟草、酒精、非法药物使用增加	失望
	紧张和焦虑感	失败感	呼吸短促	放弃休闲活动	厌倦
	情绪控制力下降	低自尊	体重突然减轻或增加	强迫性的抱怨、否认	
	莫名的害怕	内疚	肌肉痛		
		孤独	睡眠障碍		
		害怕发狂，自杀意念	溃疡、肠胃疾病		
人际层面	易怒	对服务对象持玩世不恭和非人性化的态度		引发暴力	兴趣丧失
	过于敏感	对服务对象/患者持消极、悲观的态度		暴力和攻击行为倾向	冷漠对待服务对象/患者
	对服务对象/患者的同情心降低	以贬损的方式称呼对方		对服务对象进行攻击	
	愤怒			人际、婚姻和家庭冲突	
				社会隔离与退缩	
				机械地回应服务对象	
组织层面	工作不满意	对工作角色持玩世不恭的态度		效率下降、工作绩效差、生产力下降	工作动机丧失
		不信任管理制度、同事和上级		离职	拒绝上班
				病假、缺勤率增加	士气低落
				过度依赖上级	
				事故增加	

Maslach 后来又持续完善和优化有关职业倦怠的概念，认为职业倦怠包括耗竭（exhaustion）、消极怠慢（cynicism）与无效能感（inefficacy）。

随着研究的深入，不同学者开始提出自己的定义（表 5-2），可综合如下：

表 5-2　不同学者的定义

年份	研究者	定义
1974	Freudenberger	高工作强度导致的疲惫不堪，或为达到不切实际的期望目标而付出努力所造成的情绪殆尽
1976	Maslach	在助人行业中，个体情感耗竭、人格解体和个人成就感降低的一种综合症状
1980	Cherriss	工作过劳的心理和生理反应，个体的工作态度和行为方式以负性形式发生改变的过程
1984	Brill	在没有精神病理学的前提下，个体受期望影响、与工作相关、烦躁不安、代谢紊乱的状态
1987	Etzion	在某个特殊的临界点，突然感到情绪和精力的耗竭，且不能把这种负面体验与任何应激事件联系起来
1988	Pines	在长期的情绪劳动的工作情境中，产生的一种情感和精力耗竭的症状
1993	Lee、Ashforth	是个体能力要求过度和所获得的工作资源匮乏共同导致的一种适应不良
2003	李超平、时勘	个体不能有效的应对工作上的各种压力，从而产生的一种长期性的心理和生理反应
2006	李永鑫	在以人为服务对象的职业领域中，个体的一种情感耗竭、人格解体和个人成就感降低的症状

尽管国内外学者在职业倦怠的定义方面因个人经历和研究领域的不同存在些许分歧，但总体而言，已经达成较多共识，首先，职业倦怠与工作相关，发生于职业生涯中；其次，职业倦怠是一种精神过度劳累而出现的疲惫状态，会伴随某些消极行为；最后，职业倦怠是一种情绪，而不是精神疾病。

随着心理健康的关注度提高，医务工作者的心理健康也逐渐被重视，尤其是职业倦怠。国外研究表明，医护人员职业倦怠普遍偏高，Harry 等对医师群体进行调查，1/3～1/2 的调查样本存在职业倦怠感。之后知名医学网站 Medscape 发布了2019 年医师生活方式报告，对美国 1.5 万名涉及 29 个专科的医师进行调查，发现有职业倦怠感的医师占比为 44%。2010 年，卫生部统计信息中心调查显示，52.4%的医务人员有职业倦怠，3.1% 的甚至处于高度职业倦怠状态。

5.1.2　职业倦怠的测量

目前比较通用的职业倦怠测量量表是以 Maslach 等原创的职业倦怠系列量表（MBI）为"黄金准则"，并在此基础上结合行业特点进行适度调整修改。时勘（Schaufeli，1996）在原有 MBI 的基础上，经过条目的增减与修改编制了 MBI-GS（表 5-3），并适合所有职业领域。MBI-GS 包括情感耗竭、消极怠慢和职业效能感三个维度，共 16 个条目。其中消极怠慢与缺乏人情味类似，但主要反映的是个体对待工作而不是工作中人际关系的一种冷淡和疏远的态度，效能感也比个人成就感的含义宽泛，它包括个体在工作中所取得的社会性和非社会性的成就。很多研究证实 MBI-GS 在不同职业中均具有较好的结构效度。MBI 系列量表面世之后得到了广泛的应用和检验，大量研究证实 MBI 具有良好的内部一致性、再测信度、结构效度、构想效度和区分效度等。

表 5-3　工作倦怠量表 MBI-GS

请您根据自己的感受和体会，判断它们在您身上发生的频率，并在合适的数字上划 V							
项目	从不	极少（一年几次或更少）	偶尔（一个月一次或更少）	经常（一个月几次）	频繁（每星期一次）	非常频繁（一星期几次）	每天
情绪衰竭	（该维度的得分=所有题目的得分相加 /5）						
1　工作让我感觉身心俱惫	0	1	2	3	4	5	6
2　下班的时候我感觉精疲力竭	0	1	2	3	4	5	6
3　早晨起床不得不去面对一天的工作时，我感觉非常累	0	1	2	3	4	5	6
4　整天工作对我来说确实压力很大	0	1	2	3	4	5	6
5　工作让我有快要崩溃的感觉	0	1	2	3	4	5	6
消极怠慢	（该维度的得分=所有题目的得分相加 /4）						
1　自从开始干这份工作，我对工作越来越不感兴趣	0	1	2	3	4	5	6
2　我对工作不像以前那样热心了	0	1	2	3	4	5	6
3　我怀疑自己所做工作的意义	0	1	2	3	4	5	6
4　我对自己所做工作是否有贡献越来越不关心	0	1	2	3	4	5	6
请您根据自己的感受和体会，判断它们在您身上发生的频率，并在合适的数字上划 V							

续表

项目		从不	极少（一年几次或更少）	偶尔（一个月一次或更少）	经常（一个月几次）	频繁（每星期一次）	非常频繁（一星期几次）	每天
效能感		（该维度的得分＝反向计分后，所有题目的得分相加 /6）						
1	我能有效地解决工作中出现的问题（反向计分）	0	1	2	3	4	5	6
2	我觉得我在为组织作有用的贡献（反向计分）	0	1	2	3	4	5	6
3	在我看来，我擅长于自己的工作（反向计分）	0	1	2	3	4	5	6
4	当完成工作上的一些事情时，我感到非常高兴（反向计分）	0	1	2	3	4	5	6
5	我完成了很多有价值的工作（反向计分）	0	1	2	3	4	5	6
6	我自信自己能有效地完成各项工作（反向计分）	0	1	2	3	4	5	6

得分在 50 分以下，工作状态良好；得分在 50～75 分，存在一定程度的职业倦怠，需进行自我心理调节；得分在 75～100 分，建议休假，离开工作岗位一段时间进行调整；得分在 100 分以上，建议咨询心理医师或辞职，不工作或换个工作也许对人生更积极。

卡普托（Caputo，1979）根据倦怠症状的严重程度，将倦怠分为三个阶段：

第一阶段：只有轻微、短时的焦虑、疲劳、忧虑和沮丧，经过反思或者一些休闲娱乐，身心都可以得到恢复。

第二阶段：持续时间更长，症状更严重，并伴随着心境的变化，对工作、上级、同事和下属的态度更加愤世嫉俗，睡眠不好，持续烦躁。

第三阶段：症状持续出现，身心疲惫、抑郁、自尊低下，负面情绪强烈，在工作和社会交往中退缩行为明显。

5.1.3　职业倦怠的预防

医护人员职业倦怠感较高不仅会影响其自身心理健康，甚至会影响服务质量，以及医患关系。因此，为有效降低医师职业倦怠感，需要医院、医师、社会等多方面采取积极的应对措施。

1. 医院：加强管理，正向引导

（1）及时进行心理疏导

一是开展抗倦怠培训。职业倦怠业已成为困扰医师的棘手问题，尤其是从事护理工作的、已婚者、青年医师（调查结果显示极强的相关性），但大部分院校注重学生医学技能的提升，而忽视了针对心理健康的培养。因此，医院有必要发挥自身职能，通过开展培训普及医护人员职业倦怠的相关知识，引起对职业倦怠的重视，提升医护人员的自我效能感。二是积极组织文体活动。定期不定期组织各种形式的文体活动、团建活动，丰富医护群体的业余生活，增强团队归属感的同时，有效缓解医护人员心理压力，减轻职业倦怠感。

（2）安排合理的工作负荷

由于长期以来，医疗资源的稀缺性，导致医护人员超负荷工作，工作过载直接导致医护人员心理和生理承受巨大压力，出现疲惫状态，最终导致医师职业倦怠。因此，有必要增加医护人员，适当扩大招聘规模，提高待遇，培养更多专业优秀医师，减轻工作负荷。

（3）加强队伍培养，切实提高医师医疗诊断水平

要培养医师树立终身学习理念，建立完善院校医学教育、毕业后医学教育、继续医学教育三阶段连续统一、有机衔接的卫生健康人才教育培训体系。深入实施住院医师规范化培训制度，推进公共卫生医师规范化培训试点，强化对包括全科医师在内的临床医师的流行病等公共卫生知识培训，加强培训基地和师资队伍建设，提高培训同质化水平。以需求为导向，以岗位胜任力为核心，以基层和紧缺专业为重点，强化全员继续医学教育，促进医防结合，提升教育质量，加强医学新理论和新技术培养，提升医务工作者创造性思维能力和临床实践能力。

（4）优化奖惩制度

科学合理的奖惩制度可以进一步提高医院的管理水平，能够吸引和留住优秀人才，形成良好的竞争环境。一是制度要公开公平。任何制度想要服众必须要公开透明，经得起医务人员的监督与检验，降低徇私舞弊带来的不良后果；奖惩制度要覆盖各个群体，有突出贡献的受到奖赏激励，存在违规行为的受到惩罚问责。二是制

度要及时。对于符合奖惩规则的行为，一定要及时有效地进行奖惩，避免因为奖惩滞后，使得医护人员对该制度产生怀疑。三是制度要合理高效。医护群体的专业性和技术性，导致医院管理也是不同于其他行业的管理，因此，制度的制定者一定要深入一线进行调研，摸清医护人员的实际需求，广泛征询医护人员的意见，科学合理地制定规则，达到能够起到激发医护群体积极性的目的。

（5）加大安保投入

根据中国医院协会调查，每所医院平均每年发生的暴力伤医事件高达 27 次。医务人员所受到的暴力威胁，均会提升医师的职业倦怠感。医院有必要采取更为全面的安保措施，保障医师的安全。一是要建立健全警卫安保系统。建立与公安机关直连机制，遇到突发情况及时报警处置。落实落细安保管理规范条例，配备充足经过系统训练的安保人员，并配备必需的装备，对各个区域进行评估分级。二是增强监控系统，与安保部门对接，实施对全院人员密集及门诊部门进行布防，确保及时发现突发情况并及时留存必要视频证据。三是加大对医务人员的安全教育。定期对义务人员、后勤员工等进行预防暴力安全培训，组织深入学习应对暴力事件的相关知识，学会自我保护、防卫搏击、脱险避险。对医院已经发生的暴力伤医事件进行总结，从中吸取教训，提高医务人员的自我保护意识。

2. 医师：医者自医，调整情绪

医护人员需采取积极的应对方式，以医者自医的态度进行职业倦怠的预防，建立良好的自我系统与科学健康的生活方式。一是主动提高职业技能水平。通过医疗技术的提升，可以更好地应对工作压力，减少医患矛盾的发生，降低职业倦怠感。二是与家人主动沟通。家是每个人最温暖的港湾，家庭成员互相构成彼此最温暖的依靠。因此医护群体有必要与家人进行及时有效的沟通，及时获得家人的理解与关怀，获取家庭成员的帮助，缓解工作压力和家庭压力，进而有效降低职业倦怠感。三是与同事加强交流。医护群体因为相似的学习、生活、工作经历，往往有更多的共同语言、共同问题，遇到类似问题互相倾诉，往往可以得到有效的解答和直接的帮助。

3. 社会：加大宣传，弘扬正气

正向的社会舆论导向，对于减轻医护人员职业倦怠具有非常重要作用。新闻媒体在进行医疗行业新闻报道时要坚持客观公正的态度，站在医患双方多角度换位思考，了解病患难处的同时，也需为医师发声，宣传医务人员社会贡献，树立医务人员正面形象。同时，要引导病患通过合理合法的方式解决医疗纠纷，有效降低医疗纠纷发生的可能性，尽量避免暴力伤医事件的发生，保障医师切身利益和身心安全。

5.2 医务人员压力表现与管理

5.2.1 对压力的基本理解

压力在不同学科有不同含义，学者们从不同角度做出了不同定义。赛利（Selye，1956）从物理学引入压力概念，较为完整地提出压力是身体对它的任何需求的非特异性反应。随后被广泛推广到社会学、心理学、管理学等领域。压力是当出现一种挑战或威胁使得心理产生对环境的适应性的一种认知和行为体验过程。压力是一个外来词，有"紧张、强调"等意思。

综合国内外各种文献，可以将工作压力的定义分为两类：其一是静态学说，主要指在工作压力研究过程中从单维角度对工作压力的本质进行认识和界定。其二是动态学说，主要指将工作压力理解为一个动态过程，既包含压力源和压力结果，又包括压力一系列作用过程的系统概念，强调工作压力是个体与情景的动态交互作用过程，在该过程中可能存在许多影响变量。

压力是由人与环境的相互作用产生的，但它使人疲于奔命而不堪承受，无力应付。从更一般的意义上说，当人们面对机会、约束或要求时就产生压力。"机会"是指某人所处的一种能使他的利益或欲望得到额外满足的情境，例如被委派新的工作或者得到提升。另外，"约束"则是妨碍他获得额外满足的一种威胁，例如工作升迁被否决限制。"要求"则威胁某人离开当前令人满意的情境，例如某人被解雇而失去工作。下图表示了工作压力过程的概况，这种方法把环境的压力因素与人们对压迫感、紧张状态和压力结果一一区别开来（图 5-1）。

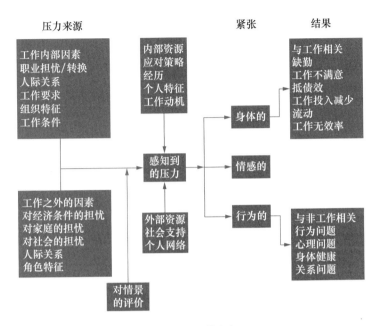

图 5-1　压力的定义

5.2.2　工作压力源

关于工作压力的研究，目前有以下四种基本理论：

（1）个体与环境匹配理论

这是工作压力研究中运用最多、得到最广泛接受的理论之一，由法兰奇（French）和凯普兰（Caplan）提出。认为压力不是单独的环境或个人因素造成的，而是环境与个人相联系的结果，当个体的工作能力与工作要求不匹配时，就会产生工作压力。

（2）工作需求控制理论（JD-C 模式）

该理论认为工作压力的产生是工作要求和工作控制共同作用的产物。工作压力取决于工作要求和工作控制这两个关键特征的相互作用。随着理论研究的不断深入，JD-C 模式又增添了一个新的维度，即社会支持，最终演变成为工作需求—控制—支持理论（即 JDCS 理论），即认为社会支持的程度会对工作压力的后果产生影响。根据这一模式，认为高需求—低控制—低支持的工作容易产生较大的工作压力，并最终会导致员工产生生理压力与心理疾病。

（3）认知交互理论

美国心理学家在个体与环境匹配理论的基础上，Lazarus 提出了认知交互作用理论。认为压力不是源于个人特点或周围环境，而是环境与人所做的对环境可能产生威胁的评价相结合而产生的。并且认为压力这样一个过程会随着时间和任务的改变而改变。当员工感受到了过度的工作压力时，会在生理、情绪以及行为上都出现异常的现象，并会直接影响到员工在工作中的状态与表现。

（4）罗宾斯的压力理论模型

认为压力是由环境、组织和个体组成的一种动态的情景，是否会产生压力感，取决于个体的差异。这些因素中的个体差异是导致压力感产生的原因，相应的压力结果则包括生理特征、心理特征和行为特征三个方面。

5.2.3　医务人员压力源分析

压力源又称应激源或紧张源，是指任何能使人体产生应激反应的内外环境的刺激。压力源作用的大小及对机体的影响取决于压力源的性质、强度、频率、数量、影响范围、持续时间、可预测性等因素。

Weiss（1976）提出工作压力源于以下几方面有关，①工作本身。②个人在组织中的角色定位。③职业发展规划。④组织中的人际关系。⑤组织结构特点与风格。Cooper 和 Marshall（1978）对白领阶层进行了一项研究，得到结论他们的工作压力主要由以下几部分构成：①工作自身成分，例如工作负荷的多少，工作时长，是否有言论行动自由等。②工作环境中充当的角色，比如不同任务是否有交叉相悖，角色转换时是否不顺畅。③工作环境中的各种关系，例如上级是否支持下级工作，下级是否服从上级管理，同级之间工作是否和谐，工作环境和社会外环境是否利于工作等。④个人职业规划，例如个人在工作中的安全保障，升迁晋级，福利待遇以及自我实现等。⑤所处团体的结构及精神爱好导向，包括组织的精神导向，价值观念，组织处理问题的方式方法。⑥工作与家庭相互影响。

Summer，De Nisi 与 Decotiis（1995）认为工作压力源于以下三方面有关，①人格特征；②组织结构、程序特征；③角色特征。

卡瓦诺夫（Cavanaugh，2000）将工作压力划分为两大板块：一为挑战性压力源，二为阻碍性压力源。所谓挑战性压力源就是一些能对员工产生积极意义的压力源，比如高强度的工作负荷、紧迫的工作时间、超宽的工作范围以及高要求的工作责任等，它一边给员工带来压力，一边刺激其发挥潜能，收获职业成长，得到经济回报和效益，让员工得到成就感。而阻碍性压力源则是一些对员工产生消极意义的压力源，比如组织的政策方针，既定的公事程序，角色模糊等，它抑制个人潜能发挥，阻碍个人职业成长和自我目标的实现。

近年来，国内也有很多关于工作压力源的研究。马可一（2000）的研究中认为工作压力主要来源于任务压力、环境压力、人际压力与竞争压力四个板块。

由于我国经济的快速发展，竞争环境的急剧变化，工作压力也迅速上升，在近来一系列的相关调查中，都显示出在中国各行业的员工面临的压力都呈现越来越严重的状况。《中国企业家》杂志对 252 位活跃在中国商界的企业家调查显示，90.6% 的企业家处于过劳状态。在 2004 年中国人力资源开发网联合国内众多知名媒体启动了中国"工作倦怠指数"调查，调查显示，在针对工作倦怠中的情绪衰竭指数调查结果表明有 35% 的人有较高的情绪衰竭，只有 38.8% 的人情绪衰竭程度较低或者没有。

国内外职业压力研究表明：工作压力与工作者的心理健康有一定的相关性，适度的压力可调动工作者应对当前的问题，达到心理与工作压力的良性适应，过度的工作压力则对工作者的机体造成负面影响，引起身体、心理和行为的不适。尽管不同的职业、不同的人群都会遇到压力的困扰，但是医护人员职业的特殊性、高风险性决定了他们面临的压力和挑战更为严峻。国外的统计资料显示，医师是压力最大的职业之一。他们所面临的工作负荷，工作复杂性，对他人的责任都是最高的。英国医师协会（BMA）进行的一项普查显示：在 23521 名受调查的医护人员中，有 21% 的被试者称自己承受着过重的难以应对的压力，而另外有 61% 的被试者称虽体验着过大的压力但还可以应对。在同一样本中有 55% 的人认为工作压力对自己生活质量的冲击达到了不能接受的程度。Wall 等在对英格兰 11000 名医务工作者的调查中发现，大约有 26.8% 受试者有明显的轻度精神性疾病，而在普通人群中只有 17.8%。奥普拉（Aplleton）等用一般健康调查表调查医护人员的心理状态发现 52% 的被调查者达到了用来分检精神疾患的临界分数点。这个概率将近是一般人群的两倍。李志鸿等对济宁市各大医院的 142 名急诊科医务人员的心理健康状况进行调查，结果发现急诊医护人员心理健康水平低于一般人群，最突出的问题和症状是人际关系、躯体化和抑郁。

目前在我国，对医务人员的保障机制不尽完善，医患矛盾让医务人员心理与职业压力逐渐增大。而且这种压力随着我国卫生保健制度的改革，人们法治观念的加强及患者和社会对医护人员的高期望值而日益加大。

医务人员作为特殊职业群体，既要承受高负荷的临床工作，又要面对强烈的心理压力，长期的压力源刺激会对医务人员造成心身损害，继而可能造成医疗差错，而不经意的伤害可能造成患者的功能损害。有研究者通过对北京市 5 所三级综合医院医务人员的调查，包括医师、护士、医技人员、医疗管理干部等，通过对压力源 25 个因素得分情况进行排序，排序越靠前说明该条目所反映的问题上感到职业压力越大。具体见表 5-4。

表 5-4　三级综合医院医务人员职业压力源因素排序

排序	压力因素	排序	压力因素
1	工作责任重、风险大	14	应对突发卫生事件
2	工作量大	15	生活压力大
3	工资待遇低	16	住房压力
4	医疗管理体制问题	17	市场竞争激烈
5	人员配备数量不足	18	科研压力
6	各类检查考核频繁	19	易造成职业损伤
7	医患关系紧张	20	个人自身期望值
8	物价上涨因素	21	教学压力
9	经常加班超时工作	22	医务人员关系欠融洽
10	继续学习压力	23	个人身体健康状况欠佳
11	医疗指标完成压力	24	子女上学压力
12	社会舆论负面影响	25	家庭成员支持不足
13	职称晋升机会有限		

该排序说明造成医务人员压力大的主要原因是承担的责任与风险大，工作量超负荷且回报未能达到医务人员的期望。当然，其他原因的持续叠加也同样会给医务人员带来巨大的压力。造成这些压力的原因可概括为：

（1）长期超负荷工作带来的压力

由于医师配备不足，许多医院的医师值完夜班第二天继续查房、手术，每周累计工作 60 小时以上已不是个别现象。大部分医院的护理人员也未能按国家规定标准配备，加上年轻护士进入生育高峰造成的护士休假，一名护士护理 15 名以上的患者在二级以上医院已不足为奇。长期超负荷的工作让医务人员几乎失去了生活的乐趣，也难有陪伴家人的时光。加大对医学生的培养力度，避免现有医务人员的流失，合理核定医务人员的工作负荷这些都是必须引起医院管理者高度重视的。

（2）患者或家属给医务人员造成的情感压力

患者生了病以后，不仅仅是躯体有了疾病，慢慢地心理也会发生变化，特别是患了慢性病和一些恶性疾病患者，患病几乎成了他们生活的全部，正如一位肿瘤患者所言："我要么在医院，要么就在去医院的路上。"患病的人大都心情不好、容易发脾气，渴望有渠道能够发泄。如果医师的服务稍有欠缺，那么就会成为患者的"出气筒"。如果医务人员长期情绪积压得不到释放不仅影响工作质量和效率，而且影响他们的身心健康。长期为躯体和心理有疾患的患者服务，医师的心理也会倾向于不健康。我们要求医师要理解患者，体谅患者，但一名医师如果长期处于"移情"状态，把自己当作不良情感的回收站，那么时间久了，对医师的情感也是一种伤害。过去我们要求医师要视患者如亲人，但事实上根本不可能做到，在要求医师同情患者的时，同样也要要求他们保持更多的理性。医患之间只有保持恰当的距离，才能避免情感的压力。正如日本著名管理专家大前研一在他的《专业主义》一书中讲到："专家要控制感情，并靠理性而行动。他们不仅要具备较强的专业知识和技能以及伦理观念，而且无一例外地以顾客为第一位，具有永不厌倦的好奇心和进取心，严格遵守纪律。以上条件全部具备的人才，我们才把他们称为专家。"

（3）竞争机制给医务人员造成的压力

许多医院为了提高医疗技术水平和提升服务质量，都引入了内部竞争机制，比如职称晋升要和自己的业务技术水平、医疗服务质量、医德医风、门诊量、管患者数、手术量、发表论文数、科研项目等诸多指标挂钩，医务人员除了要完成临床工作外，还要完成大量的科研和教学工作，同时还要应付各种考试，一年下来，可以说忙得不可开交，让他们倍感压力。

（4）社会舆论的压力

医疗行业是涉及人类生老病死的行业，与人们的获得感和幸福感息息相关，社会的关注度自然也非常的高。医务人员在工作中稍有疏忽，就会引起患者和家属的不满，甚至引发媒体的关注进而成为社会事件，这些都会给医务人员内心造成一种无形且巨大的压力。

（5）价值观冲突

医疗卫生事业是社会公益事业几乎是社会各方面的共识，但政府真正给医院投入的资金又很少，医院要生存还得靠自己的经营所得，所以医务人员一方面受的是要降低医疗费用、体现公益性的教育，但另一方面个人收入又要和工作量、医务收入等挂钩，这种情况常常让医务人员显得无所适从，处于两难选择之中，时间长了必然是一种内心的煎熬。

5.2.4　医务人员压力管理的主要措施

1. 政府层面

（1）加大医疗卫生事业投入

政府应进一步大力发展医疗卫生事业，加大公共财政投入，加快健全医疗保障体系，扩大医保覆盖范围及其保障水平，从根本上缓解患者"看病贵"的难题，减轻人民群众医疗的经济负担，提升就医的获得感与信任感，缓和医患矛盾。政府必须加快医疗卫生体制改革，进行诊疗分级、资源配置、结构优化，使得不同级别医疗机构按照疾病的轻重缓急和治疗的难易程度承担不同疾病的诊疗，提高内部管理成效。

（2）加快分配制度改革

医务人员每天都非常辛苦忙碌，需要面对大量的工作任务和病患要求。但他们却普遍感到所得回报与实际付出不匹配，挫伤了工作的积极性。政府需要不断加快和完善分配制度改革，制定切合实际的分配政策，让医务人员的人力资本投入、风险承担与应有的回报相对等。同时，相关部门和各级地方政府也应加紧制定具体的配套方案，创造一个公平合理的竞争环境，在保障基本物质生活的前提下，让每一位医务人员都可以通过自己的勤劳付出得到应有的回报，实现自己的价值。

（3）建立健全医疗纠纷处理机制

建立健全和完善医疗纠纷处理机制，正确处理医患纠纷和矛盾问题。在医疗纠纷处理过程中，必须严格根据相关医疗事故处理规定，从源头上预防，注重事前防范、事中处理和事后监管工作，重点做好防范。切实保障医务人员权益，提高医务人员社会地位，严厉打击"医闹"等不和谐社会现象，以法律法规形式规范患者维权行为，营造良好的就医环境。

（4）合理引导社会舆论

引导媒体报道时应秉持客观中立的立场风险，还原事实真相，增加相关监管部门的审查环节，比如在卫生健康委员会建立专门的新闻审查部门来审核主流媒体的报道，以保证消息的真实可靠。政府及社会相关部门医疗卫生行业要多做新闻事件的正面报道，不断发现、总结、推广卫生行业先进人物的事迹，树立医务工作者的良好形象，发挥正确舆论的引导作用，为卫生与健康事业的发展营造更加和谐的社会氛围。

行业主管部门与公立医院要加强医学科普的宣传，普及卫生保健知识。针对目前医患之间存在信息不对称问题，建议政府部门、宣传媒体与卫生行业联手，更多地搭建面向全社会的医学科普平台，提高公众的医学素养与健康认知水平。

2．医院管理层面

（1）健全医院管理制度

建立科学的分工和排班制度，配备一支人员结构合理、医疗技术精湛、医德高尚的优秀人才队伍，以提供更好的医疗服务。完善绩效分配制度，健全激励机制，切实体现多劳多得，优绩优酬，重点向风险高、技术含量高、做出突出成绩的岗位倾斜。在职称晋升方面，不唯学历，不唯论文，不唯课题，强化临床导向，重视实践，医疗安全及动手能力，把真正干得多，干得好的人才选拔出来。完善人性化的医务人员休假制度，合理安排假期，保证医务人员保持足够的精力和体力。

（2）营造良好的文化氛围

医院领导应当努力营造一种互相信任、互相支持的医院文化氛围，建立健全医务人员与院领导的沟通渠道，耐心听取群众的意见和建议，在工作上、学习上、生活上给予医务人员切实有效的帮助和关心。创造拥有强大支持性、同理心的医院文化和安全舒适的工作环境，实行人性化管理，增强对医务人员的承认和理解，提高其获得感。在日常管理中，提高普通医师对于医院制定各项决策的参与度，给医师们更多地参与决策权。加强医务人员的业务培训，为其提供多种参加进修、培训、学术交流的机会，使其拓宽思路、更新知识，掌握更高的工作技能。面临各顶尖医院间不可避免的激烈竞争、日新月异的技术挑战、日趋繁重的工作负荷的同时，公立三级甲等医院各级管理工作者在工作过程中还需承受着来自高校、卫生行业主管部门、政府相关部门等主管部门关于落实政治任务、达成绩效指标、辐射学科品牌、培养人才梯队等多维度的压力，部分工作压力通过绩效指标分解和工作任务布置等形式层层传递给被管理者，造成高压氛围在组织中的蔓延。医院管理者需要平衡压力点，对于医务人员更加关心支持，使之发自内心地付出努力，使得组织在积极的氛围中高绩效地运行。

（3）引入员工援助计划（EAP）

EAP起源于20世纪50年代的美国，现已成为欧美多国政府、军队、学校及世界500强企业长期开展的福利方案和现代管理工具之一。目前EAP正成为国内众多企事业单位（如政府直属机关、银行金融业、能源交通业、教育院校等）辅助提高员工心理资本、提高工作绩效、促进组织发展、提升组织文化的有效管理工具。针对医务人员的EAP项目，可开通职工心理咨询热线，为医务人员提供心理上的帮助和服务。借助内容丰富、形式新颖及寓意深刻的活动来加强医院的人文建设，如组织医务人员开展联欢会、运动会、文艺汇演、征文或摄影比赛及户外活动等，缓解医师紧张情绪，减轻职业压力。定期举办医患座谈，了解患者和家属的心声，促进医患相互理解和支持。采取巴林特小组心理辅导活动，在组长带领下探讨在临床案例中的医患关系，从而帮助医务人员学会客观地观察、感受自己以及患者的想法、情绪和行为，达到防止医务人员职业倦怠、促进医患双方沟通和理解的目标。

运用新媒体等手段，在微信群或微信公众号推送各类本院原创文章，好书推荐，国外进修或支边同事的所思所想，旨在传递医学人文关怀、弘扬医学职业精神、宣传行业核心价值，通过引导提升医师的人文素养、关爱情怀、沟通技能，有效缓解医师们的工作压力，提高医师们的生活质量，并成为使医患双方均受益的宣传文化阵地。

要定时开展医务人员身体检查、心理检查，随时把握他们的现状，及时发现问题。建立医务人员心理危机报告制度，科室领导、同事、带教老师、护士长、支部、部门工会往往比较了解科室医务人员的工作生活情况和心理状况，一旦发现有异常，以最快的速度向科室党政工负责人、分管领导或者心理危机干预中心报告，以便及早判断，确定危机等级。

（4）加强对于患者的宣教

对于患者宣教时，明确说明医院的制度和程序，医务人员的工作流程等，让患者了解医务人员的工作。此外，随着信息技术的发展、新媒体时代的来临，医疗行业携手"互联网+"已成为当今医学界潮流，将信息技术延伸至医学科普领域，能更实时地传递科普信息，并且大大拓宽科普受众面，生动全息地与受众进行远程互动交流。近年，医院陆续建立微信公众平台，各专科医师轮流执笔为科普专栏撰稿，定期推送医学科普知识。患者对于医疗工作更加理解、配合，医务人员的工作压力定会大大缓解。

3. 医务人员个人层面

（1）坚守职业理想

工作量较大的临床工作者对自己的职业认同度在不断下降，而青年员工的职业价值观也在发生动摇。面对这一状况，需要社会各方力量共同支持配合。但要解决根本问题，最终还是必须要回到医务人员身上——医务人员自己首先要树立一个坚定的职业信仰和正确的人生价值观。每个人未来的道路选择多种多样，要做好对自己的规划，一旦确认清楚，就应坚定不移地朝这个目标努力前行。马克思·韦伯在其"天职说"中提出，上帝所允许的唯一生活方式，不是让人们用苛刻的酷刑主义超越尘世道德，而是只要完成个人在尘世中的位置所赋予他的责任和义务，这就是他的天职。医务工作是一份神圣的职业，一名医学专业者从培养一直到成熟，需要投入大量的资源。既然选择了这个职业目标，就应该将此作为自己的"天职"，以此作为指引去积极迎接各种困难挑战，坚定维护自己的职业信仰。

（2）使工作成为兴趣

医务人员应在医疗工作中体现自身的价值，将医学人文关怀的理念融入日常工作中，树立"以人为本"的服务理念，把良好的职业道德有机地融入技术发展中，掌握患者心理，善于医患沟通。同时，也要注意和同辈、前辈之间的协作、互助和学习，时刻不忘团队精神。医务人员在自己的职业发展中，找准自己的定位和角色，在内心中为医学人文精神留一席之地。"大医精诚"有时候更多地体现的是一种精神力量，做医师不仅是一种谋生的职业，有些时候，它其实是一种信仰，是坚持把这条路走下去的精神支柱。

（3）学会自我调节

不同个体缓解压力的方法不同，缓解压力的效果也不同。建立积极的认知行为模式，经常进行自我分析，及时消除消极情绪。掌握应对压力的方法和技巧，就能够提高自身的应对效能，为自己增值，减少工作阻碍，降低工作和生活压力。

缓解压力还有多种自我调适方法，如听音乐，与家人朋友聊天谈心、逛街，有规律锻炼身体，发展个人兴趣爱好等，还可参加有关压力管理的课程或讲座、报告，通过自我调适，当遇到工作压力时可以转移注意力，保护身心健康，心态亦会平和，压力自然也就减轻。

（4）提高自身技能和素质

努力提高专业知识水平，不断积累临床经验，才能在实际工作中得心应手，做到正确分析病因，准确预测病情发展，有效采取应对措施，达到良好的治疗效果。突出的工作能力，是缓解自身职业压力的必要手段。对待工作认真负责，严格执行各种操作规程和规章制度。尽最大可能减少医疗差错的发生，既是对患者权益的尊重，也是自我保护、避免人身伤害的有效保证。在接诊过程中，必须坚持以人为本、以患者为中心的理念，不仅要关注患者的身体健康，而且要注重患者的心理状态，需要从技术、情感等方面开展，让患者感受到关怀和温馨。要充分了解患者的心理需求，在与患者进行交流沟通过程中，要保持言语的温和、态度的和蔼。同时，注意交流和沟通技巧，让患者感受到医疗服务的优质性和高效性。在解释病情时，切实履行告知义务，对治疗方法、医疗风险、防范措施等悉数交代清楚，取得患者及其家属的理解和配合。这样既有利于取得良好的治疗效果，又能最大限度地减少医患纠纷的发生。在工作中要具有团队合作精神，维系良好的人际关系，这样才能在遇到困难时，及时得到上级医师和同事的帮助，也使得自己对工作更有信心，减轻自身的工作压力。

既然医务人员职业倦怠的形成和工作压力的产生涉及许多方面，其解决途径也多种多样，那么，作为医院人力资源管理者，在实践中就要善于剖析原因，理清思路，因势利导地预防医务人员的职业倦怠和缓解工作压力，让广大医务人员在心情舒畅，氛围和谐的工作环境中为病患提供更加优质的医疗服务，同时个人也获得安全感、成就感和幸福感。

（冯雪娜　张　英）

第6章 医院典型人物塑造与传播

第6章

长期以来，塑造典型一直是各行各业树立形象、打造品牌以及引导和教育职工的一种重要手段，通过传播典型人物的事迹来让大家理解、学习和效仿他们的精神、思想，要比一般的讲道理更有说服力、感染力和号召力。抚今追昔，在医疗事业发展的历史长河里，南丁格尔、白求恩、屠呦呦、吴孟超、钟南山等一个个响亮的名字如繁星闪耀，成为时代的符号，代表了一定时期的社会价值取向和职业精神，甚至影响了人们的思想和行为。

典型人物除了发挥宣传和引导作用，同时具备一定的文化功能，医院典型人物的传播对于增强医院文化认同、树立职工和群众主流价值观、塑造医院社会形象都会产生影响。在信息渠道日益多元化的今天，医院如何通过典型人物的塑造与传播，使其对内凝聚人心、发挥应有的引导和示范作用，对外塑造形象、提升医院知名度和影响力而言，是一个值得思考的问题。

6.1 医院典型人物的定义与社会价值

如果要成功塑造医院典型人物，发挥榜样的力量，必须准确认识和理解医院典型人物的定义、价值与意义以及塑造方法等。

6.1.1 典型的含义

古代汉语中，"典型"是指规范、模型或者模范。与"典"有关的词语有"经典""典籍""字典"等，许慎在《说文解字》中提到"典，五帝之书也"，可见"典"多有"标准的书籍"之意。后《书·五子之歌》里提到"有典有责"，《尔雅·释话》上说的"典，常也"，是引申出而来的"规范""范式""制度"等意。也就是说，"典"表明具有普遍参考性价值，且影响广泛而深远之事物。《说文解字》上说"型，铸器之法也"，这里的"型"指铸造器物用的模子，其引申意义则是"楷模""榜样"等参照者。"型"在《辞海》中的释义为旧法、模范之意，后延伸为足以代表某一类事物特性的标准形式。可见"典""型"二字的含义中都具有"参考对象"这一内涵。

典型的英文是"Type"，此词源于古希腊文"Tupos"，本义是指铸造器具时用的模具，与前文所说古汉语中的"型"含义类似。不难看出在西方"典型"一词也具有模范或者模式的内涵。

《现代汉语词典》中提出，"典"即标准、法则，"型"即模型，所谓"典型"即指"具有代表性的人物或事件"。引申出"规范他人""榜样激励"之意。所谓典型是指同类事物具有的范式、完美之模型，是一种接近"理想"之状态。

现代对"典型"的探讨首先开始于文艺理论研究中，从文学中引进后，往往作为党指导工作的方式和手段来使用的，如"典型教育""典型报道"等。有学者指出"典型示范技巧，是通过典型的人或事进行示范，教育人们提高思想认识的一种技巧。它将抽象的说理变或通过活生生的典型人物或某件事来进行教育，从而激起人们思想感情的共鸣，引导人们学习、对照和仿效"。《新闻学大辞典》中指出，"典型，是指在同类中具有代表性的人物和事物，它从一般人物和事物中概括出来，具有自己的个性，同时它又是同类人物和事物中的突出代表者"。

综合古代与现代、中国与西方以及多学科对"典型"概念的解读，可以总结出在"典型"的基本内涵和精神实质中"突出的代表性"是必要元素。当前我们所说的"典型"是指同类中个性最鲜明突出的个体，是最能体现其背后某一类事物本质的个体，也就是群体共性和普遍性的理想代表。这也是为什么典型往往具有极强的说服力。对典型进行深入的认识、分析和了解，就可以实现由个别到一般的认识。

6.1.2　典型人物的含义

溯本求源，普遍认为"典型人物"的概念最早来源于文学创作，指的是叙事性文学作品中塑造的具有代表性的人物形象。当我们提起医院的典型人物，通常也指的是某一时代背景下、某一专业领域内的具有某一突出特质或最具有代表性的人或者团队。他们可能是医德医风的模范、见义勇为的英雄，或者锐意创新的科技达人。除了正面的典型，还有反面的典型。反面的典型人物，可能是贪污腐败的败类、违法乱纪的犯人，或者道德败坏之徒。传播反面典型人物案例，具有给人以警戒和改造社会的作用。虽然从事物的两面来看，典型人物必然有先进人物和反面人物之分，但是出于通过挖掘典型人物并传播其事迹、精神来塑造医院形象的初衷看，本书所说的典型人物一般指的是正面的、先进的典型个体和群体。如在"新冠"肺炎疫情防控等重大事件中，医疗卫生行业不仅涌现出了钟南山、张宏文、桑岭等一批先进个体典型，还涌现出了广东支援湖北应对新冠病毒肺炎疫情医疗队临时党委、广东省卫生健康委员会新冠病毒肺炎疫情防控领导小组、中山市危急重症生命支持 ECMO 救治组等一批先进集体典型。

6.1.3　医院典型人物的类型

医德医风模范：即医疗从业者中践行着崇高职业道德，或者维护行业文明风尚的人。自古有道"未学医先学德"，杜绝行业不正之风是医院常抓不懈的问题。医德医风标兵能够激励广大医护人员把道德模范的榜样力量转化为生动实践，推动形成崇德向善、文明行医、风清气正的执业氛围。他们通过加强自我约束和提升职业素养，树立了新时代医务人员的良好形象，净化了医疗卫生行业的整体环境。比如2014 年中共中央宣传部发布的"时代楷模"贾立群。

以下是中宣部公开发布的贾立群先进事迹：

他是北京儿童医院超声科主任。从医近 40 年来，他坚守在门诊一线，把梦想当信念、把工作当事业、把患者当亲人，医德高尚、医风严谨，默默耕耘，无私奉献，接诊量达 30 多万人次，无一漏诊误诊；确诊 7 万多疑难病例，挽救了 2000 多个急危重症患儿的生命。贾立群把患者当亲人，把付出当常态，用耐心、细心、精心、关心，对待所有患者，廉洁从医。为了履行"24 小时随叫随到"承诺，他至今仍住在医院附近 50 平方米的房子里；为婉拒患儿家长感谢塞给红包，他将自己的衣兜缝死，被家长们亲切地称呼为"缝兜大夫"。由于超声检查需要空腹进行，为减少孩子挨饿时间，他经常利用午饭时间为患儿做检查，甚至带病坚持工作。有一次，他腹部不适，按着肚子完成所有的检查后，才赶到成人医院就诊，医师诊断为患有急性阑尾炎已穿孔坏疽，马上做了急诊手术。面对主刀大夫的不解，他忍着疼痛有气无力地说："看着家长焦急的目光,我实在不忍心啊!"多年来,他先后获得"全国医药卫生系统创先争优活动先进个人""北京市先进工作者""首都十大健康卫士""北京市群众心目中的好党员""第四届全国道德模范"等荣誉称号。

敬业奉献人物:即有着认真负责的工作态度,全身心投入事业中,无私奉献,不求回报的医护人员。比如半个世纪扎根诊疗一线,身患癌症坚持出诊的"奶奶医师"陈桂芳。

以下是中国文明网上陈桂芳的先进事迹内容。

1957 年 8 月陈桂芳大学毕业后被分配到海南人民医院任儿科医师。1976 年至1978 年参加中国赴赤道几内亚援外医疗队,受援国群众称其为非洲儿童的好妈妈,被评为援外先进工作者。在海南行医半个多世纪的光阴里,她治愈无数患儿,带出一批又一批优秀儿科医师。三年自然灾害时期,她顾不上自己的子女,全心全意照顾患儿。2006 年,她微笑面对突如其来的癌症,战胜病魔后再次披上白大褂。她默默地用自己的平凡人生诠释了"医德"和"大爱"。从"站起来让国家挑选,国家需要我到哪去我就到哪里"到"孩子喜欢我,需要我,我也爱孩子",简单的话,便是陈桂芳扎根在医疗一线的理由。大爱所致,就连身患癌症都没法拦住她救助孩子的决心。一声声"奶奶",是她用耐心赢来的满满的信任。2015 年 11 月,陈桂芳荣登敬业奉献类"中国好人榜"。

技术创新人物:即在医学新技术、新设备和新药品的研发方面作出贡献的代表人物,通过科技创新推动了医学事业的进步发展,增强了医学救治和医疗服务能力。比如获得 2018 年广东省科技进步一等奖的崔书中及其团队。

以下是 2019 年 4 月 26 日南方日报关于广州医科大学附属肿瘤医院牵头的崔书中教授精准腹腔热灌注化疗团队及技术的报道内容。

癌症患者最怕听到"转移"二字,而一旦发生腹膜转移,"就好像在肚子里撒了几把沙子,无数的癌细胞散落在腹腔之中",更是无异于判了"死刑"。有没有办法将这些散落在腹腔和胸腔的癌细胞清除干净?

广州医科大学附属肿瘤医院院长崔书中教授团队牵头申报的"精准腹腔热灌注化疗技术的研究与临床应用"项目获 2018 年度广东省科技进步奖一等奖。

癌细胞的转移有三大途径:血行、淋巴结和种植转移。其中,种植转移可通过原发病灶癌细胞的脱落、转移淋巴结破裂、癌栓出血等造成,一旦发生,患者预后极差，往往生存期不超过 6 个月。胃癌、肠癌、卵巢癌、胆管癌、胰腺癌等腹腔癌症，种植转移高发，胸腔癌症如肺癌也难逃此厄运。相关统计显示，我国每年死于种植转移的癌症病例在 100 万以上。

"我相信万物均有制衡，一定能找到办法。"2002 年，当时 36 岁的崔书中铆足了劲要攻克这道医学难题。肿瘤热灌注化疗的研究开始启程。

热灌注化疗，简言之，就是利用癌细胞怕热的特点，用 43℃恒温热水灌注化疗药物充盈患者体腔，"烫"死癌细胞。然而，如何让温度保持在 43℃这条"钢丝线"上，成为关键问题。

温度高了，烫伤；温度低了，无效。既往的技术方法比较原始，而且国内外的腹腔热灌注化疗（HIPEC）技术方法大同小异，控温不精准，治疗温度常常在 40～49℃，控温精度在 1℃以上。没有精准控温的技术方法，临床显示，HIPEC 疗效相去甚远，有的甚至存在安全隐患，腹膜转移患者的生存率一直不高。

从 2002 年开始，崔书中教授带领团队"死磕"精准腹腔热灌注技术，2006 年自主研制开发出高精度的体腔热灌注治疗系统，控温精度达到 ±0.1℃。2009 年 12 月，国家药监局批准Ⅲ类医疗注册证，2010 年该项技术开始在全国广泛推广应用。目前全国将近 400 家三甲医院引入了腹腔热灌注化疗技术，在全国百强医院中，86 家已经在使用这一"广东制造"，累计治疗 26 万例次。

广东省医学会在 2018 年的医学科技成果评价意见报告书中写道："该项目在腹腔热灌注化疗领域处于国内领先地位，其中精准腹腔热灌注控制技术达到国际领先水平……是转化医学成功的示范。"

锐意改革人物：在深化医药卫生体制改革的进程中，我国曾经面临着不少的阻力，各地改革不断出新、出彩。一批思想解放、不为条条框框所束缚的改革先行者大胆探索，为医改增添了鲜活的"范例"和"样本"。抚今追昔，不断涌现出的杰出人物起到了重要的先锋模范作用，也激励了更多人投身于医疗改革的伟大实践。比如"一带一路"卫生领域合作推动者陈冯富珍。

以下是 2019 年 1 月 3 日新华社关于陈冯富珍的报道内容：

改革开放 40 周年之际，中共中央和国务院向陈冯富珍颁发改革先锋奖章，表彰她为推动"一带一路"卫生领域合作作出的贡献。

在香港土生土长的陈冯富珍，在香港卫生部门任职 25 年，参与处置过包括

"非典"在内的多次公共卫生危机事件。她于 2003 年获邀加入世卫组织，2012 年连任世卫组织总干事。

1997 年，香港出现全球首宗人类感染 H5N1 甲型禽流感个案，时任卫生署署长的陈冯富珍顶着社会压力，果断决定扑杀全港家禽，成功控制疫情。

"当时我们只有两个选择，一是杀鸡，防止病毒扩散，二是不采取任何行动。"陈冯富珍接受采访时表示，其最大责任是保障香港市民的健康，并防止病毒传播到世界其他地方。

在世卫组织总干事任上，陈冯富珍一直秉持公平公正的管理原则，平衡各方利益。世卫组织包含来自全球的 193 个成员，她强调，必须公平公正地帮助所有成员，特别是发展中国家提高医疗卫生能力。

面对 2009 年甲型 H1N1 流感、2012 年中东呼吸综合征、2014 年埃博拉疫情、2016 年寨卡疫情等一场接一场公共卫生危机，陈冯富珍与她率领的世卫组织团队沉着应对，受到各方肯定。

2017 年，陈冯富珍积极促成签署了《中华人民共和国政府和世界卫生组织关于"一带一路"卫生领域合作的谅解备忘录》。在陈冯富珍看来，中医药、针灸等中国传统医学是有待挖掘的宝藏，她愿为将它们引入"一带一路"沿线国家尽一份力。

陈冯富珍表示，改革开放 40 年间，中国医疗卫生事业取得巨大成就，为全球疾控事业做出重要贡献。2009 年 H1N1 流感全球大流行，中国是第一个成功研发相关疫苗的国家；中国疾病预防控制中心获得世卫组织认可，这在发展中国家是首例。

"此前，全球只有四个获世卫组织认可的疾控中心，都是西方国家。我们作为中国人应该感到非常自豪。"今年 71 岁的陈冯富珍说，中国在医疗发展上取得多项重大突破，不仅改善了老百姓的生活，也为其他国家及地区提供了参考。

目前，陈冯富珍担任国务院深化医药卫生体制改革领导小组首席顾问。"我在不同的岗位，首要任务都是推动人人享有健康。"她说。管理先进典型：即推动医院管理进步的人物或团队，主要体现在医院医、教、研、防等方面的质量管理上取得创新性成果，并在实践中取得成效；在医院管理标准、规范、服务及科普等方面取得创新性成果，并产生了良好的反响。

6.1.4　医院典型人物的社会价值

1. 承载医院核心价值观

典型人物承载着特定的政治内涵和社会责任，塑造典型人物是为了促进受众接受某种观点，采取某种行为。医院典型人物的传播是一种目的性极强的宣传性活动。而之所以存在这一目的性，主要归因于能够成为医院的典型人物的对象，往往承载着医院全体医务人员衷心认同和共有的价值观念，即医院的核心价值观。

习近平总书记曾指出："核心价值观是文化软实力的灵魂、文化软实力建设的重点。医院核心价值观是医院文化的软实力，是医院生存和发展的精神支柱。"医院典型人物的行为或事迹在一定程度上传递着对医疗卫生行业的价值诠释和职业风尚的推崇。反映出医院以什么样的方式服务患者，以什么样的方式实现自身发展，是医院文化软实力的重要体现。

2. 传承医院优秀文化

先进人物典型本身具备的先进性、说服力和感召力，以及巨大的示范、激励和推动作用，是医院培育文化的一种行之有效的方法。心理学家马斯洛的"需要层级塔"理论，提出了人类的五种层次需求，即生理的需要、安全的需要、归属和爱的需要、尊重的需要和自我实现的需要等。当人类最基本的物质需要被满足，就会追求更高级别的精神需要。医院典型人物的塑造就是一种对医务人员精神需要的满足。他们的事迹不仅在实践上为人们提供可资借鉴的经验，而且在精神上提供值得学习的榜样。

医疗卫生行业始终担负着救死扶伤、治病救人的神圣使命，为人民群众的身体健康与生命安全保驾护航。通过树立医德高尚、技术精湛、致力创新、敬业奉献的医院典型人物，大力宣传医护队伍的人文精神和为民情怀，能够形成群体意识，将科学的管理理念、服务意识、竞争意识、实干作风、创新精神、高尚医德等融入医院管理的各个方面，营造健康向上的文化氛围，使医院的优秀文化得以传承，从而实现医院甚至医疗行业的全面、协调、可持续发展。

3．树立榜样典型引路

曾任中宣部部长的刘云山指出"先进人物是人民群众的杰出代表，对人民群众有很强的感染力和示范作用，通过宣传他们，可以把他们的精神风貌和优品质有血有肉、生动具体的展现在人们面前，不仅告诉人们什么是对，什么是错，而且告诉人们应该怎么去做，不应该怎么去做"。

医院典型人物的模范行为是一种非常直观、现实的引导和教育，对典型人物及其事迹的传播，将深奥难懂的道理和先进的思想寓于生动具体的事例之中，使抽象的说理有了生动活泼的形象和故事依托，更易于被大众接受。塑造典型不仅仅是对先进事迹和人物本身的肯定和褒奖，更重要的是当大家有榜样作为参照时，人们可以从仿效典型的行为中改进工作方法，提高自身水平。医疗行业得以培养出一批又一批与榜样的观念、行为更接近的人。

4．弘扬正能量凝聚整个行业

医院典型人物是一定时期、一定领域内涌现出的最杰出最具代表性的人物，医疗行业通过某个或某些人物典型来倡导某种观念或某种精神。在此情况下，作为榜样的典型人物，实际上承载了某种抽象原则，他们所呈现出来的行事准则代表了社会所倡导的价值观念，包含这一抽象原则的信息广泛传播，将行业的正能量传递给受众。人们在接收信息的过程中实际接触到的是一套为大多数人所认同的价值系统。它能够教育、感化人民群众，保证大家的社会行为方向大致趋同，形成强大的内聚力和高度的群体意识，达到凝聚整个行业和社会力量的作用。

5．树立良好的医院形象

将一个典型看作一个点，将典型人物背后的故事看作一条线，当多个结点和多条线交织形成面，便组成了一个完整的形象。塑造医院典型人物、挖掘典型人物背后的故事并通过各种形式广泛传播，不仅可以向患者和群众宣传医院的技术水平、先进设备、服务态度、人文环境、医德医风等，还可以及时对医院的动态、名医、名科进行推广，多方面展示医院实力，提升医院知名度和美誉度。

6．增进社会对医疗行业的了解

医患关系一直是社会广泛关注的问题，近年来也不乏不和谐之音甚至发生触目惊心的社会事件。造成医患关系紧张的主要原因在于信息的不对等，和对职业的理解认识程度还不够。许多医护人员的辛勤工作和默默奉献，并没有通过有效的途径宣传反映出去，造成社会上一些群众对医护人员不甚了解甚至带有偏见。通过对医院的先进典型和事迹进行大力宣扬，除了可以增强医护人员的自豪感、归属感和社会认同感，还可以真实反映医护人员的工作状态，进一步拉近群众和医护人员之间的距离，重塑医院和医护人员形象，使之获得社会各界。增加社会大众的理解、宽容、支持和信赖理解，增进社会对医疗行业的深入认识，进而有效缓解紧张的医患关系。

在"感动中国"这个被誉为"中国人的年度精神史诗"的舞台上，从来不乏医者的身影，十几年来这个职业一直感动着每一个人，从历年"感动中国"中获奖的医务人员及其事迹，可一窥不同类型的医院典型人物及其社会价值所在（表6-1）。

表 6-1 "感动中国"历年获奖医务人员

年份	姓名	题目	颁奖词
2020	张定宇	身患绝症坚守抗疫一线的"人民英雄"	步履蹒跚与时间赛跑，只想为患者多赢一秒；身患绝症与"新冠"周旋，顾不上亲人已经沦陷。这一战，你矗立在死神和患者之间；那一晚，歌声飘荡在城市上空，我们用血肉筑成新的长城
2019	顾方舟	一丸济世德	舍己幼，为人之幼，这不是残酷，是医者大仁。为一大事来，成一大事去。功业凝成糖丸一粒，是治病灵丹，更是拳拳赤子心。你就是一座方舟，载着新中国的孩子，渡过病毒的劫难
2016	梁益建	医者仁心撑起上千患者的脊梁	自谦小医师却站上医学的巅峰，四处奔走募集善良，打开那些被折叠的人生，你用两根支架矫正患者的脊柱，一根是妙手一根是仁心
2016	郭小平	不当院长当校长呵护艾滋患儿心灵	瘦弱的孩子需要关爱，这间病房改成的教室是温暖的避难所。你用十二年艰辛，呵护孩子，也融化人心。郭校长，你是风雨中张开羽翼的强者
2015	屠呦呦	中国首位获诺贝尔科学奖的本土科学家 春草鹿呦呦	青蒿一握，水二升，浸渍了千多年，直到你出现。为了一个使命，执着于千百次实验。萃取出古老文化的精华，深深植入当代世界，帮人类渡过一劫。呦呦鹿鸣，食野之蒿。今有嘉宾，德音孔昭
2014	肖卿福	对麻风患者不离不弃守望麻风村数十年	偏见如同夜幕和大山一起把村庄包围你来的时候心里装着使命衣襟上沾满晨光像一名战士在自己的阵地上顽强抵抗像一位天使用温暖驱赶绝望医者之大不仅治人更在医心你让阳光重新照进村庄

续表

年份	姓名	题目	颁奖词
2014	援非医疗队	大国担当 抗击埃博拉病毒	在最危难的时刻,中国医师和非洲人民站在一起,患难与共、风雨同舟。这是中非友谊的真情体现。在埃博拉疫情中,世界看到了中国医师的使命,也看到了中国作为负责任大国的担当
2013	胡佩兰	退休后 20 年坚持每天出诊的仁医	技不在高,而在德;术不在巧,而在仁。医者,看的是病,救的是心,开的是药,给的是情。扈江离与辟芷兮,纫秋兰以为佩。你是仁医,是济世良药
2012	周月华艾起	最美乡村医师	她背起药箱,他再背起她。他心里装的全是她,而她的心里还装着整个村庄。一条路,两个人,二十年。大山巍峨,溪水蜿蜒,月华皎洁,爱正慢慢地升起
2011	吴孟超	设身处地为患者着想	60 年前,他搭建了第一张手术台,到今天也没有离开。手中一把刀,游刃肝胆,依然精准;心中一团火,守着誓言,从未熄灭。他是不知疲倦的老马,要把患者一个一个驮过河
2010	王万青	高原行医 43 年被称为草原曼巴(好医师)	只身打马赴草原,他一路向西千里万里,不再回头。风雪行医路,情系汉藏缘。四十载似水流年,磨不去他理想的忠诚。春风今又绿草原,曼巴的故事还会有更年轻的版本
2007	陈晓兰	医疗器械行业打假人士	虽千万人,吾往矣!曾经艰难险阻,她十年不辍,既然身穿白衣,就要对生命负责,在这个神圣的岗位上,良心远比技巧重要得多。她是一位医师,治疗疾病,也让这个行业更纯洁
2006	华益慰	好军医不拿一分钱不出一个错	一辈子做一件事:就是对得起患者。爱人,知人,医乃仁术
2005	李春燕	大山里最后的赤脚医师	她是大山里最后的赤脚医师,提着篮子在田垄里行医,一间四壁透风的竹楼,成了天下最温暖的医院,一副瘦弱的肩膀,担负起十里八乡的健康,她不是迁徙的候鸟,她是照亮苗乡的月亮
2004	桂希恩	用良知揭开真相为艾滋病患者奉献一腔热情	他清贫而充实,温和而坚定。仁者的责任让他知难而上。他让温暖传递,他让爱心汇聚,直到更多人向弱者张开双臂,直到角落里的人们看到春天。他不惧怕死亡,因为他对生命有更博大的爱
2003	高耀洁	中国民间防艾第一人	这是一位步履蹒跚的老人,但她在实现"但愿人皆健,何妨我独贫"的人生理想的道路上却迈着坚定的脚步。她以渊博的知识、理性的思考驱散着人们的偏见和恐惧,她以母亲的慈爱、无私的热情温暖着弱者的无助冰冷。她尽自己最大的力量推动着人类防治艾滋病这项繁重的工程,她把生命中所有的能量化为一缕缕的阳光,希望能照进艾滋病患者的心间,照亮他们的未来
2003	钟南山	面对非典以无畏感动中国	"面对突如其来的 SARS 疫情,他冷静、无畏,他以医者的妙手仁心挽救生命,以科学家实事求是的科学态度应对灾难。他说:'在我们这个岗位上,做好防治疾病的工作,就是最大的政治。'这掷地有声的话语,表现出他的人生准则和职业操守。他以令人景仰的学术勇气、高尚的医德和深入的科学探索给予了人们战胜疫情的力量。"

6.2 医院典型人物的塑造与传播

医院典型人物的塑造是总结具有代表性的人物、团队及其事迹、经验，并对此类信息进行传递，从而达到以点带面，推动医院文化建设工作和教化公众目的的一种重要手段。在实际操作中，往往被纳入"典型宣传"的范畴。有学者指出，"所谓典型宣传，就是宣传主体通过一定的载体树立、推广某一客体作为示范，影响和教育受众的活动。它既是中国共产党开展思想政治工作的一种重要方法，同时也是新闻报道的重要内容"。可见医院典型人物的塑造，同样需要通过一定的传播活动来实现。

1948 年，拉斯韦尔提出了著名的 5W 传播模式，明确传播过程及其五个基本构成要素，即：谁（Who），说了什么（Says what），通过什么渠道（In Which Channel），对谁说（To Whom），取得了什么效果（With What Effect）。

要想深入理解医院典型人物的塑造与传播，离不开对这五个构成要素深入认识。

6.2.1 "5W"传播模式下的医院典型人物传播

1. 传播主体

站在信息传播链条起点上的就是传播主体，指信息的发出机构或发出者。传播学奠基人库尔特·卢因称之为信息"把关人"，传播主体负责着传播内容的搜集、整理、选择、处理、加工和传播。是负责生产信息，并决定信息是否进入传播链条下一步的组织或个人。

在塑造医院典型人物的传播过程中，传播主体呈现多元化特征。从组织而言分为四大类，一是医疗机构自身；二是新闻媒体，主要包括如电视台、广播电台、报社、网络媒体等组织。三是政府部门，如各级党委政府、卫生健康委员会等；四是医疗相关社会机构，如各级医院协会、医师协会及各个学科的专委会等。从个人而言包括新闻的发布者、记者编辑、主持人、自媒体"大 V"等，他们具备熟练的传播技能，分布在诸多行业，是被组织化了的职业传播人。

根据"把关人"理论，传播主体在生产信息时，会受一定的传播理念左右来选取、过滤信息，他们的选择直接决定信息能否成功闯关进而出现在大众视野里，传播主体在社会传播早期占据主导地位，其观点和意见很容易在社会上发声，一定程度上主导了社会的舆论。但传播主体的选择又会受到政治、经济、文化等因素的影响。因此，传播主体既控制着传播内容，又受到社会制度的控制。

2．传播内容

传播内容指经由传播媒介传播到受众那里的那部分信息，是经过筛选和过滤后的信息，是传播活动的核心所在。将典型人物看作医院的一个品牌，在品牌的传播中，核心价值居于中心地位。此时的传播内容基本围绕典型人物、团队故事和其所处机构展开，承载着一定的价值取向和舆论导向，是经过专业技能加工的精华。

医院塑造典型人物，考虑的是宣传价值。但媒体在决定是否要对医院典型人物进行报道的时候，强调的是新闻价值。而大众在接受新闻的时候，看重的是信息价值。在"人人都有麦克风"的时代，信息爆炸形成一片茫茫大海，也带来传播内容的碎片化趋向，受众的注意力成为稀缺资源。想要吸引更多的受众注意力时，就必须考虑受众想要关注的是什么。基于医院、媒体和大众对传播内容价值的不同考量，在宣传价值、新闻价值和信息价值三者之间寻找交集，是成功塑造医院典型人物的诀窍。

以下是在抗击新冠疫情期间，《南方日报》2020 年 02 月 16 日 A05 版对广东省中医院副院长张忠德的报道部分内容。

张忠德，人称德叔。他抵达武汉已超 20 天，在高强度工作中高速运转，瘦得"脱形"仍恨时间不够用。因为，这是他在历经 17 年前非典型性肺炎（以下简称"非典"）九死一生后踏上的新战场。

苁蓉："抗非"英雄再出征。

苁蓉，一味名贵中药，补性和缓，谐音"从容"。德叔，就是带着一份从容奔赴一线的。

匆匆扒了两口午饭，给家人交代了几声，孤身赶往广州南站。他的终点是武汉，防控疫情的主战场。

G1128 次列车 2 号车厢里，只有他一人。前路迷雾重重，他却神安气定在研究病案。

"当年感染过'非典'，这次不怕吗？"记者问。

"患者在哪里，我的战场就在哪里。你必须去！这是医师的责任，是医师的命运。"张忠德说。

杏仁：慢郎中成急先锋。

杏仁，是德叔在此次"战疫"中常用的一味中药，谐音信任。出于对中医药的信任，对杏林仁医的依赖，武汉的患者与他结下不解之缘。

"43 岁女性患者，高烧、寒战、头痛明显，体虚难起身，病情反复持续一周。"湖北省中西医结合医院接收了一名重症患者，张忠德查诊后做出了一个"艺高胆大"的决定——纯中医治疗。

服用两次中药，高烧开始消退；第 2 天，配合八段锦、穴位贴敷等中医传统疗法和外治法；第 3 天，完全退烧且无反复，全身症状改善明显……第 8 天，患者达到出院标准。

这一手，让患者们看到了中医的实力。在与新冠病毒肺炎的较量中，"慢郎中"发挥出"急先锋"的作用。

当归：医患都要平安归。

"苁蓉当归"是德叔带领的广东中医医疗队的"网名"，寄望从容胜利、平安而归。

当归，是他对队员们的承诺。

"我是队长，我带着他们来，就希望他们能够平平安安回去。"动情一刻，张忠德落泪。

他心里清楚，医场如战场，进入隔离区，病毒就如同"流弹"防不胜防。17 年前，他失去了队友叶欣，这样的痛，毕生难忘。

如今，每天有 45 人需要进入隔离病区。他总是反复检查队员的防护措施，确保万无一失。尽管如此谨慎，但在首批队员要进入病房的当晚，他还是怎么都睡不着。

当归，也是德叔对患者平安回家的信念。

病房内，他最常做的动作，是握住患者的手，竖起大拇指鼓劲："'非典'时，我也住进隔离病房，跟你一样是患者，你看我挺过来了，多好。"

他说："患者们所有的希望都寄托在我们身上。这份能量，我们一定要传递给他们，帮助他们树立战胜疾病的信心！"

以下是人民网—《人民日报》2021 年 02 月 04 日对屠呦呦报道的部分内容：

屠呦呦：青蒿素——中医药献给世界的一份礼物。

2020 年 12 月 30 日，是屠呦呦 90 岁生日。她收到一份特别的生日礼物：屠呦呦研究员工作室在中国中医科学院中药研究所揭牌。她毕生只致力于一件事——青蒿素及其衍生物的研发，如今依然潜心于此……

"我学了医，不仅可以远离病痛，还能救治更多人。"

"呦呦鹿鸣，食野之蒿"。屠呦呦的名字，注定她与青蒿一生结缘。

屠呦呦的求学之路曾被一次疾病中断。16 岁时，她不幸染上肺结核，经过两年多的治疗调理才康复。这次经历，让她对医药学产生了兴趣。"我学了医，不仅可以远离病痛，还能救治更多人，何乐而不为呢？"从此，屠呦呦决定向医而行……

1969 年 1 月，39 岁的屠呦呦突然接到紧急任务：以课题组组长的身份，与全国 60 家科研单位、500 余名科研人员一起，研发抗疟新药。项目就以 1967 年 5 月 23 日开会日期命名，遂为"523"项目。

最初阶段，研究院安排屠呦呦一个人工作。她仅用了 3 个月时间，就收集整理了 2000 多个方药，并以此为基础编撰了包含 640 种药物的《疟疾单秘验方集》，送交"523"办公室。经过两年时间，她的团队逐渐壮大，历经数百次失败，屠呦呦的目光锁定中药青蒿：她们发现青蒿对小鼠疟疾的抑制率曾达到 68%，但效果不稳定……

说起研究的艰辛，屠呦呦老伴李廷钊记忆犹新：为了寻找效果不稳定的原因，屠呦呦再次重温古代医书。东晋葛洪的《肘后备急方》中几句话引起她注意："青蒿一握，以水二升渍，绞取汁，尽服之。"

"其一是青蒿有品种问题。中药有很多品种，青蒿到底是蒿属中的哪一种？其二，青蒿的药用部分，《肘后备急方》提到的绞汁到底绞的是哪部分？其三，青蒿采收季节对药效有什么影响？其四，最有效的提取方法是什么？"屠呦呦说。

屠呦呦反复考虑这些问题，最终选取了低沸点的乙醚提取。经历多次失败后，终于在 1971 年 10 月 4 日，编号 191 号的乙醚中性提取样品，对鼠疟和猴疟的抑制率都达到了 100%。

尽管有了乙醚中性提取物，但在个别动物的病理切片中，却发现疑似的副作用。只有确保安全后才能用于临床。疟疾有季节性，一旦错过当年的临床观察期，就要再等一年。于是，屠呦呦向领导提交了志愿试药报告，也带动同事参与。

"虽然发现青蒿素快半个世纪了，但其深层机制还需要继续研究。"

然而，青蒿素的首次临床观察出师不利。

1973 年 9 月，在海南的第一次青蒿素片剂临床观察中，首批实验的 5 例恶性疟疾只有 1 例有效，2 例有一些效果，但是疟原虫并没有被完全杀灭，另 2 例无效。

一连串疑问困扰着屠呦呦：不是青蒿素纯度的问题，也不是动物实验和数据的问题，难道是剂型？海南临床试验人员把片剂寄回北京，大家感觉片剂太硬，用乳钵都难以碾碎，显然崩解度问题会影响药物的吸收。于是，屠呦呦决定将青蒿素药物单体原粉直接装入胶囊，再一次临床试验。这次，患者在用药后平均 31 个小时内体温恢复正常，表明青蒿素胶囊疗效与实验室疗效是一致的。

从化学物质到药物的转变，青蒿素研究永无止境。1982 年，屠呦呦以抗疟新药——青蒿素第一发明单位第一发明人身份，在全国科学技术奖励大会上领取了发明证书及奖章。青蒿素的研制成功，为全世界饱受疟疾困扰的患者带来福音。据世界卫生组织统计，现在全球每年有 2 亿多疟疾患者受益于青蒿素联合疗法，疟疾死亡人数从 2000 年的 73.6 万人稳步下降到 2019 年的 40.9 万人。青蒿素的发现挽救了全球数百万人的生命。

屠呦呦获得 2015 年诺贝尔生理学或医学奖。在瑞典卡罗林斯卡医学院的诺奖演讲台上，第一次响起清正柔婉的中国声音；屠呦呦的学术报告的标题是"青蒿素——中医药献给世界的一份礼物"。

面对荣誉，屠呦呦一如既往地淡定。"共和国勋章"颁发人选公示前，评选组曾经联系过屠呦呦。当时，她一遍遍确认着一系列问题：这么重要的荣誉，我够格吗？组织上有没有征求大家的意见？……直到对方一再确认保证，她才同意接受。

居住在北京市朝阳区一栋普通居民楼里，屠呦呦依然没有习惯成为一位"明星"科学家，她的精力依然在科研。在屠呦呦的不断努力下，2019 年 8 月，中国中医科学院在北京大兴举行了青蒿素研究中心奠基仪式；愿景中的研究中心白色的主楼就像一棵生机勃勃的青蒿。

"虽然发现青蒿素快半个世纪了，但其深层机制还需要继续研究。"屠呦呦盼望后辈有所突破。

2019年4月25日是第十二个世界疟疾日，中国中医科学院青蒿素研究中心和中药研究所的科学家在《新英格兰医学杂志》上提出了"青蒿素抗药性"的合理应对方案。由特聘专家王继刚研究员为第一作者，屠呦呦指导团队完成。未来青蒿素的抗疟机理将是她和科研团队的攻关重点。

一株济世草，一颗报国心。应对新冠病毒肺炎疫情，屠呦呦呼吁：全球科研和医务工作者，要以开放态度和合作精神，投入重大传染病防治中去……

3. 传播媒介

传播媒介是信息的搬运者，它是将传播过程中的各种因素相互联结起来的纽带。也实现传播活动的具体工具和手段。传播媒介的选择和使用对于传播效果有很大的影响。在塑造医院典型人物过程中，传播媒介主要可以分为三大类（表6-2）。

表6-2　传播媒介

序号	类别	内容
1	新闻媒体及自媒体	报刊、广播、电视、网络等传统媒体； 微信公众号、微博、视频号、抖音号等新媒体
2	行政手段	各级表彰、党委政府决定、报告会、座谈会、竞赛等
3	文艺作品	小说、报告文学、纪录片、电视剧、广播剧、电影等

传播学家拉扎斯菲尔德和默顿提出传统媒体具有"地位赋予功能"，其权威性和专业性决定了它在提升知名度、扩大影响力等方面的地位是众多新媒体无法比拟的。而在互联网语言表达日益发达的趋势下，移动社交形式越来越丰富，微信、微博、抖音短视频等社交平台的裂变式、病毒式传播，使自媒体与个人用户逐渐成为信息生产链的重要一环，成为传播媒介的重要组成部分。如央视新闻抖音号的战疫系列 Vlog 视频，淡化了记者的主体存在，凸显疫情下一线医护人员、病患家属等普通人的战疫瞬间。又如当前几乎每家医院都有自己的微信公众号、微博、视频号等社交自媒体搭建而成的宣传阵地，医院自媒体借用户的点赞、转发等形成链式传播，进一步实现流量的扩散与裂变。近年来《人间世》《生门》《武汉日夜》《急诊科医生》《中国医生》等层出不穷的医疗题材影视作品中也不乏典型医院人物的身

影，引发社会对医疗行业的广泛关注。

单一传播媒介的影响力受到人们媒介使用习惯的限制，通过新媒体和传统媒体的联动，实现多种传播媒介共同作用，能够扩大传播范围，实现更好的传播效果。

4．传播受众

传播受众是传播信息的接收者，从接受方式而言，他可能是新闻报道的阅读者，社交媒体的使用者，党委政府决定、报告会、座谈会、竞赛的参与者或者电影、电视的收看者等。从社会角色来说，传播受众的身份可能是医院职工、医疗行业从业者、患者及家属或者普通社会大众。

在社会化媒体繁荣发展的时代背景之下，受众不再只是被动接受接受信息和对信息做出反馈的对象，而是能够主动参与到传播过程中的重要角色。1940年，传播学者拉扎斯菲尔德在《人民的选择》一书中提出了"意见领袖"的概念。意见领袖又称舆论领袖，指人群中首先或较多接触大众媒介的信息，并经过自己加工后再传播给其他群体成员的人。信息往往是经过两级甚至多级的过程才从传播者到达受众，在其中承上启下的就是意见领袖。意见领袖群体主要由社会精英组成，他们掌握丰富的信息并具有自主分析能力，他们的言行总能创造或引导潮流。意见领袖们介入传播的过程，加快了信息的传播并扩大了影响，具有改变和影响他人态度的能力。例如：2016年成立的中国医疗自媒体联盟。首批成员汇聚了国内具有广泛影响力的医疗自媒体，包括82家个人自媒体，34家以小编名义加入的机构自媒体，总粉丝数量近2亿人。在医院典型人物的塑造过程中，如果能将意见领袖的影响力纳为己用，由意见领袖通过人际传播将信息和观念辐射给大众，将会大幅提升传播效果。

5．传播效果

传播效果是开始传播活动的目的所在，也是检验传播活动是否成功的标准。它指传播主体通过传播媒介将传播内容传递给受众后，对受众固有的立场、思想观念和行为方式上产生影响程度。塑造医院典型人物，传播其相关事迹的根本目的就是希望通过信息的传递影响到受众的观点。比如通过提供榜样，使医院职工从仿效典型的行为中改进工作方法，提高自身水平，促成良好的医院文化；通过"医疗叙事"拉近医患之间的距离，增加社会大众对医师职业的理解和认可，促进形成良好的医患关系。传播效果可以分为四个层面：

第一种是认知层面，比如通过新闻、网站或者广告等方式，使人们知晓医院名称、专家和服务内容；第二种是态度层面，即通过各种传播渠道（包括医护人员与患者、家属之间的沟通）使人们对医院有了满意度，或者对医院有了意见和建议；第三种是情感层面，大众对医院、科室或者专家产生了忠诚度和认同感，接受、喜爱、尊重医院、团队及医师个人的社会形象；第四种是行动层面，大众传播直接导致受众直接受大众传播的影响，采取行动到典型人物所在机构就医等。以上四个层面，效果实现的难度由小到大，持续时间由短变长，程度由浅变深。

医院典型人物的传播是一个循序渐进过程，不可一蹴而就。不同的受众，要寻求不同层面的传播效果。对于普通大众，只要达到认知层面即可，知晓医院或典型人物的存在即可；对于有就医需求的人群，应该至少达到态度层面，并争取达到情感层面；对于意见领袖及医院职工，传播效果则应该达到情感层面，最好能激发他们采取行动，主动支持或宣传医院。

6.2.2　医院典型人物的传播策略

在社交媒体层出不穷的今天，信息传播的方式日益多样化，信息内容的生产日益碎片化，舆论热点的切换日益加速化……这些变化给提升医院典型人物传播效果的增加了新的难度。根据前文对医院典型人物的塑造与传播五个构成要素的认识，可以从传播的"5W"来对传播策略进行思考，以达到提升传播效果的目的。

1. 加强统筹策划，发挥议程设置功能

美国传播学者麦库姆斯的议程设置理论认为，大众传播往往不能决定人们对某一事件或意见的具体看法，但可以通过提供信息和安排相关的议题来有效地左右人们关注哪些事实和意见及他们谈论的先后顺序。也就是说，大众传播可能无法决定人们怎么想，却可以影响人们想什么。

在传播活动中，人们对医院典型人物的关注程度、认识深度以及判断与传播媒介的报道活动之间，是高度对应的。自媒体或者社会化媒体甚至常常为传统媒体设

置议题。许多医院典型人物最初的传播领域仅限于医院自媒体和社会化媒体，当其知名度进一步扩散后，传统媒体也开始关注这些个人品牌，并通过新闻报道等方式进行大众传播。

因此，医院在塑造典型人物时，应当加强统筹策划。一是形成成熟的发掘机制：比如制订评先评优制度，明确典型的选拔标准和流程。二是定期制订宣传计划：根据上级工作部署以及医院发展规划，踏准宣传节拍，做到有目标、有重点。三是抓准传播时机：重要时间节点事件提前策划，如建党日、国庆节等重大节日，肿瘤防治周、肺癌宣传月等与病种相关的宣传日等。通过完善系列工作机制，做到未雨绸缪、深入基层、主动挖掘，通过医院微博、微信公众号等社会化媒体开展生动翔实的典型人物矩阵化传播，引发传统媒体的关注。传统媒体的关注不仅能强化医院典型人物的传播效果，还会影响到其他的社会化媒体的议程，从而形成议程设置的互动循环，会起到事半功倍的效果。

2. 构建全媒体传播矩阵，夯实宣传阵地

近年来，不少医院顺应媒体融合的时代潮流，逐步实现了传统媒体与新型媒体的有效对接，打造集医院网站、微博、微信公众号、视频号、抖音号等等为一体的全媒体传播矩阵，建设了更全面完善的宣传阵地。形成了"一次采集、多元生成、立体传播、裂变发酵"的传播格局。

随着社会和技术的进步，越来越多的新兴媒体不断涌现，社交平台日益繁荣，人人都拥有麦克风，能够随时随地随心的发出声音。因此也衍生出不少医疗自媒体"大V"拥有一众颇具规模的粉丝，如"急诊夜鹰""淼哥故事会""医冠清瘦"等，这些"大V"既是医疗从业者，也是信息传播中的"意见领袖"。有针对性地培养意见领袖，通过影响意见领袖进而影响大众，能起到事半功倍的效果。医院通过构建多渠道、多层次、多角度的媒体传播矩阵，打好宣传"组合拳"，将更有利于达到理想的传播效果。

3. 注重内容接近性，满足受众使用需求

不同的医院典型人物有着不同的社会价值，对于承载着社会统一价值取向的精神楷模，能够增强全体社会成员的凝聚力。比如身患绝症坚守抗疫一线的"人民英

雄"张定宇，关于他的典型报道获得惊人的社会反响。这种典型人物的精神境界大大高于社会大多数成员，具有崇高性和理想化色彩，是社会延续发展必不可少的灵魂支柱。这也意味着此类典型具有稀缺性，普通人难以企及。

根据"使用与满足"理论，人们在接收信息时往往有一种"求近心理"，受众更倾向接触、理解并记住那些能满足自己需要或兴趣的信息，对于那些与自身现实状况相对接近的内容更容易赋予更多注意力，并表示认同。这种"接近"性范围较广，包含时间、地域、职业、年龄、情感等方方面面。越是让受众产生亲近感，传播的效果就会越强。抗击"新冠病毒肺炎"疫情期间，涌现出了一批又一批被称为"最美逆行者"的医院典型人物群像，以往默默无闻的普通人，冒着危险、无私奉献铸就了一座座精神的丰碑。身份之平凡更显事迹之伟大，受众也可以找到自己或者身边人的影子。比如广东援鄂医疗队中最小的队员刘家怡这一典型，她身上的敬业精神是医疗行业对每一位从业者的要求，这样的典型人物塑造才最有现实说服力，易于得到公众认同，使他们愿意模仿。

在医院典型人物的传播过程中，注意让典型人物走下"神坛"，走近受众，以普通人的平凡生活中挖掘切入点，增进与受众之间的心理距离，提高人物或团队事迹的亲和力，不仅会增加典型人物自身的吸引力和感染力，而且会让受众认识到典型人物是活生生的，来自于我们中间，现就在我们身旁，可以促使受众通过学习和比照，进一步规范和调整自己的言行，向典型人物不断看齐靠拢。充分实现医院典型人物的社会价值。

4. 加强传播互动，提升医院典型人物的传播力

在新时代的背景下，经济快速发展、报道模式日新月异、新媒体平台层出不穷，当前的传播格局已经由传统的"媒体强势"变为"受众强势"。单向灌输式的传播模式已经不能满足受众的需求。

在医院典型人物的传播中，医院往往"以我为主"，单方面的强调成绩或输出信息，忽视了媒体和受众的需求，颇有"王婆卖瓜"之嫌。其实在宣传典型人物时，要为受众发声创造条件，提高受众的话语权，通过旁人之口唱出来的赞歌，更容易被大家接受，还能进一步增强受众参与典型传播的积极性、主动性。比如注重利用新媒体互动性强、传播速度快的优势，通过直播、微信留言等社交媒体互动等

形式，让受众得以及时表达观点及想法，加强传播者与受众的互动，通过提高与人物的互动促进社会关注，形成较好的口碑传播，把典型人物宣传做出新意。

比如新冠病毒肺炎疫情期间，医务工作者以及众多的参与者都在工作岗位上不断奋斗，疫情期间传播报道的方式从传统平面式的报道以及单纯的电视报道向网络直播、互联网、手机、电台等方向转变，大众可以通过网络平台与传播者进行对话，提出自己的关切，并且及时了解到典型人物的事迹。网络传播的速度快、影响力大，受众范围广泛、互动性强，通过增强互动可以加强报道的纵深感、亲和力、感召力等。新闻媒体与受众之间的互动性和关联性增强，使得典型人物的宣传报道有人情味。

"典型客观存在于社会生活之中，它扎根于现实生活的土壤。"典型的诞生，离不开社会和时代的大背景，它是一定时期内人们在思想、政治、文化、生活等方面的追求和向往的集中体现。对于一个行业来说，任何时候都应该拥有自己的英雄，应该拥有行业精神的支撑。医师治病救人是个永恒主题。拿钟南山院士来说，他的精神，揭示了突发公共卫生事件中的矛盾冲突，展现了医疗卫生从业者的职业热情和使命感，因而产生震撼人们心灵的力量。具有强烈的时代色彩，也经得起时间的考验，从2003年的"非典"到2020年的"新冠病毒肺炎疫情"，持续发挥着影响。屠呦呦发现了青蒿素，该药品可以有效降低疟疾患者的死亡率，她因而成为首获科学类诺贝尔奖的中国人，通过科学研究实现治病救人。"新冠病毒肺炎疫情"肆意蔓延期间，无数医疗工作者奋不顾身参与一线救治，同样也是治病救人。不同社会背景下，产生的典型人物不一样，典型人物的塑造和传播方式自然也会有所不同。因此，典型不仅是独立的个体，还是群体的代表和时代的象征，更是一家医院或机构的重要文化内涵组成。通过对典型人物的塑造，我们就能凸显出一个时代、一个行业、一个机构的特征。

（阚文婧）

第 7 章 人力资源管理中的伦理

管理作为人类特有的社会实践方式，蕴含着大量的伦理问题。管理伦理是管理学与伦理学互相融合的产物，于 20 世纪七八十年代成为一门新型交叉学科发端于企业管理之中。随着快速发展将管理从商业领域拓展到各个领域，经济体制改革也推进了卫生管理的变革，卫生管理、医院管理借鉴商业领域和政治管理中的理论资源，结合医疗领域的特殊性，在过去半个世纪，管理伦理学不论在理论探讨还是实践研究方面都取得了丰硕的研究成果，系统性回答了管理伦理如何可能以及变迁轨迹，为医院人力资源管理伦理提供了丰富的理论资源和实践素材。

7.1 管理与伦理结合是管理发展的必然

管理与伦理都是人类生产劳动和社会实践活动的产物，且都是伴随着人类社会的出现和发展，可以说人类对管理与伦理之间的关系并非始于当代，而是随着管理和伦理的出现而开始的。

7.1.1 管理模式的发展变迁

人类管理活动的系统化、民主化、科学化、人本化趋势发展，这种发展趋势告诉我们，管理正在从事实世界向价值世界靠拢，管理必须要有价值的牵引与规约。换言之，现代管理已不是单纯的技术管理，而是依靠技术、制度、伦理这"三驾马车"共同拉动的管理。如果说技术是现代管理的物质驱动机制，制度是现代管理的活动框架机制的话，那么伦理则是现代管理的人文驱动机制。这三者构成现代管理的内在因素。但发展至今，管理方式经过了三个阶段。

（1）权制阶段

以统治为主的管理方式。该阶段的主要特点是管理主体对管理客体的控制，依据于强制性的权利体系与法律体系。为了更有效地控制，需要在方式方法上尽可能淡化控制色彩，特别是管理主体与管理客体之间直接接触性管理造成双方的直接冲突。权制管理是直接以权力为根据而实现的管理控制，在管理方式、方法上往往需要有较强的技巧性，权术和权谋是这种管理的必要手段。当然，权制条件下的管理人格也会在一定程度上发挥着重要作用，但是，这种管理人格的制度保障却极其脆弱。

（2）法制阶段

以法律制度为依托。在人际冲突经常化的情况下，人类发明了制度，创造了制度化的规范体系，把人对人的直接管理转化为制度对人的管理，把人与人的矛盾转化为制度与人的矛盾，进一步通过制度的神圣化来达到对人进行控制的目的，强制人服从制度。尽管管理主体与管理客体之间在一定程度上进行直接接触，但由于这种接触是以制度为依据的，因而在人际出现矛盾的时候，都能从制度化的设置中找到解决问题的方案。从中可以看出，有两种以控制为目的的管理类型：一种是直接以权力体系为根据的控制，是由管理主体直接作用于管理客体的控制；一种是以管理制度为根据的控制，是通过健全和完善制度来实现对管理客体的控制。因而，从管理或者社会治理的角度来看，人类大致创立了两种制度：一种是"权制"，另一种是"法制"。就制度发展史而言，一般说来，农业社会的制度属于权力的制度，可以简称为"权制"；工业社会的制度主要是法律的制度，习惯上称为"法制"。法制管理总是不懈地追求制度设计的科学性和合理性，对于任何问题的解决，都寄希望于管理制度的完善。所以，对任何具有一定程度普遍性的问题，都是通过制定规章和完善制度的方式来加以解决的。

（3）德制阶段

公共管理阶段。公共管理将会拥有一种全新的制度，它的制度模式可以称为"德制"，这种道德的制度在管理关系中的表现是：改变了以往管理关系中控制与被控制的关系。或者说，在公共管理中，控制关系日渐式微，代之而起的是一种日益生成的服务关系，管理主体是服务者，而管理客体是服务的接受者。这是一种完全新型的管理关系，在这种管理关系的基础上必然造就出一种新型的社会治理模式，是一种服务型的社会治理模式。在当前，我们也用公共管理来指称这种社会治理模式。公共管理不是一种控制定位的管理，而是一种服务定位的管理，对于管理主体来说，权力因素和法律因素虽然在一定程度上是必要的，但更为重要的因素是如何发挥主观能动性来有效地进行服务。因而，管理主体的服务精神会作为公共管理的主观支持力量。可是，公共管理者的服务精神既不是天生的，也不能从传统社会治理者那里继承得来，只能从人类社会治理发展的历史必然性中来理解。公共管理的伦理制度即"德制"的建设，是服务精神物化的过程；反之，又为服务精神稳固地发挥作用提供了客观保障。正是有了伦理化的制度，有了服务型的社会治理模式，公共管理者才会在公共管理活动中始终不渝地贯彻服务精神，他自身才会在自我完善中为服务精神所同化。公共管理伦理学的研究正是要揭示服务精神产生的历史必然性，发现服务精神如何转化为现实的伦理制度，探讨公共管理者拥有道德规范的客观机制。

公共管理伦理学是一门关于公共管理体系伦理化的学问，它研究公共管理制度如何奠立在伦理关系的基础上，公共管理主体如何实现道德规范，公共管理过程中为什么需要道德规范，公共管理主体的管理行为应当合乎什么样的道德规范，这些道德规范是怎样生成的和怎样发挥作用的，公共管理主体怎样才能把道德规范作为一种内在于他的力量，如此等等。在解决这些问题时，都必然取决于对一个更为基本问题的回答：公共管理的道德因素是基于人的哪些社会关系而建立起来的。

从中可以看出，管理学需要探讨的问题主要是如何提高管理效益。管理学作为一门学科的研究对象主要围绕探讨合理的资源配置方式，发挥管理的生产力的作用，合理的人际关系以及管理制度和管理方法。

7.1.2　管理伦理的历史运行轨迹

管理与伦理是相互联系、相互依存的关系，这种关系使管理与伦理的结合具有了可能性和必要性。从历史上看，管理与伦理关系的运行轨迹又是如何呢？应该承认，在人类历史发展过程中，管理与伦理的关系并不是一成不变的，而是处于不断的变化发展之中。历史唯物主义表明，管理与伦理的关系始终受一定社会历史条件，包括生产力发展水平、经济运行方式和社会上层建筑的制约和影响，其相互关系必然也是随着社会生产力的发展、生产关系和经济基础的变化、上层建筑的迁移与变革而变化和发展的。从总体上看，管理与伦理关系的历史运行轨迹表现为18

世纪中叶以前伦理与政治的混同，到 18 世纪中叶至 20 世纪二三十年代管理与伦理的分离，再到 20 世纪二三十年代至今管理与伦理统一的发展历程。

1. 管理与伦理的混同。

应该指出的是，管理一开始就是人类的一种最基本的社会实践活动，它起源于人类的共同劳动。因此，在管理科学产生以前，虽然严格意义上的管理概念还没有产生，但是，管理作为人的一种活动还是存在的。史前时期，社会生产力发展水平极低，科技还处于萌芽状况，社会分工不发达，难以形成社会性的管理运行机制和维系力量。因此，管理活动极为简单，其内容还仅限于简单的分工和协作方面，其特征总体上表现为"未分化的自发的""状态"，统一性和自发性是史前的社会管理的两个基本特点。也就是说，当时的管理是包括社会生活的各个方面在内的统一的公共事务管理。正如恩格斯所言，史前人类社会的三种社会组织形式（即氏族、胞族、部落）的特征表现为"这三种集团代表着不同层次的血缘亲属关系，每个都是闭关自守，自己的事情自己管理，但是又互相补充。归它们管辖的事情，包括低级阶段上的野蛮人的全部公共事务。"这种"全部公共事务"不仅包括作为主要内容的生产和经济生活的管理，也包括婚姻、宗教、习俗乃至丧葬、内外纠纷等遍及社会生活的一切方面。当时不存在管理机关，"丝毫没有今日这样臃肿复杂的管理机关"，"没有士兵、宪兵和警察，没有贵族、国王、总督、地方官和法官，没有监狱，没有诉讼，而一切都是有条有理的。一切争端和纠纷，都由当事人的全体即氏族或部落来解决，或者由各个氏族相互解决"。

正是由于管理的未分化的原始状态，决定了管理与伦理的混同。当时，由氏族成员推选产生的氏族首长实质上代表着全体成员的公共利益，是一种道德上的象征。"酋长在氏族内部的权力，是父亲般的、纯粹道义性质的；他手里没有强制手段。"没有强制手段，也就不可能行使任何凌驾于集体之上的个人权力，而只能依赖于首领人格上的道德魅力，依赖于道德权威。同时，氏族、胞族和部落基本上是以血缘和亲情为纽带建立起来的，它并不是一个纯粹的管理组织。这就决定了日常公共事务的处理按照传统习惯和风俗来进行。而传统习惯和风俗本身就包含着原始的道德。恩格斯曾说"这种十分单纯质朴的氏族制度是一种多么美妙的制度呵。一切问题，都由当事人自己解决，在大多数情况下，历来的习俗（即指古老的纯朴道德）就把一切调整好了。不会有贫穷困苦的人，因为共产制的家户经济和氏族都知道它们对于老年人、患者和战争残废者所负的义务。大家都是平等的、自由的，包括妇女在内。”

随着社会分裂和阶级、国家产生，人类社会进入了阶级社会——奴隶社会和封建社会，管理活动也日渐深入。恩格斯指出“当人的劳动的生产率还非常低，除了必需生活资料只能提供很少的剩余的时候，生产力的提高、交往的扩大、国家和法的发展、艺术和科学的创立，都只有通过更大的分工才有可能，这种分工的基础是，从事单纯体力劳动的群众同管理劳动、经营商业和掌管国事以及后来从事艺术和科学的少数特权分子之间的大分工”。这种分工是最简单的完全自发的形式，正是奴隶制，管理活动的这种变化也带来了管理与伦理关系的变化。

在 18 世纪中叶以前，管理的最基本形式是政治管理或国家管理，社会生活在经济、政治和文化等领域的管理，都囊括在政治管理或国家管理之中。国家是一种“从社会中产生但又自居于社会之上并且日益同社会相异化的力量”，它可以“缓和冲突，把冲突保持在‘秩序’的范围以内。因此，它所行使的主要是政治职能。虽然国家管理也包括经济管理和其他公共事务管理，但它以政治管理职能即维护统治阶级的利益和统治秩序与地位为主。因为国家是统治阶级的各个人借以实现其共同利益的形式，是该时代的整个市民社会获得集中表现的形式，所以可以得出结论：一切共同的规章都是以国家为中介的，都获得了政治形式”。

由于此时管理主要是政治管理，因而管理与伦理的关系主要表现为伦理与政治的关系。政治与伦理的关系，在此阶段主要表现为政治与伦理相互混同，也就是政治伦理化，伦理政治化。在中国古代，伦理政治是其突出的政治传统和文化机制。这种伦理政治直接根源于家国一体的社会结构，由于家是国的缩影，父子关系是君臣关系的原型，因此，伦理上的正心、诚意、修身、齐家与政治上的治国、平天下之间形成逻辑与历史的一致性。治国平天下须以修身齐家为前提和基础，修身齐家是为了治国平天下的政治目的。儒家所提倡的家族伦理规范——“孝”与政治上的要求——“忠”是一致的，忠由孝推论而出，是孝的延伸，成为防止犯上作乱的政治之本。这样，家国同构，忠孝一体，伦理与政治不可分离，政治以伦理为载体，具有道德价值；伦理以政治为目标，具有政治功能。伦理与政治的混同在中国几千年的发展历程中集中表现为与西方不同的人治传统。

与中国古代家国同构的社会结构不同，西方政治文明是建立在家国分离的基础上的，强调建立国家至上、政治至上的公民国家，肯定人人具有政治参与的平等权，这就使它与道德至上的中国人治政治有着重大区别，从而体现了政治与伦理关系。政治与伦理紧密联系、相互作用、相互贯通，但并不直接混同。当然，政治与伦理的混同在西方古代也有表现，西方古代的管理从总体上表现为同法理和伦理相结合，表现为伦理色彩的政治管理，特别是中世纪由于受奥古斯丁和托马斯·阿奎那神学政治的影响，这种表现至为突出。这种伦理政治一直到了马基雅维里以权力关系为研究重点，超越古希腊的亚里士多德后才得以摆脱。

2. 管理与伦理的分离

随着社会生产力的发展、科技水平的提高和社会分工的扩大，商品经济逐步取代了自给自足的自然经济。从 18 世纪中叶开始，人类社会进入一个全新的历史时期——商品经济时期。在商品经济社会里，"家长制的、古代的（以及封建的）状态随着商业、奢侈、货币、交换价值的发展而没落下去，现代社会则随着这些东西一道发展起来"。为适应商品经济发展的需要，人类管理的发展也呈现出新的特征。

从 18 世纪中叶到 20 世纪二三十年代，管理发展的基本特征主要表现为：①以英国经济学家亚当·斯密提出的"经济人"理论为人性理论基础。斯密说："我们每天所需的食料和饮料，不是出自屠户、酿酒家或烙面师的恩惠，而是出于他们自利的打算。我们不说唤起他们利他心的话，而说唤起他们利己心的话。""各个人都不断地努力为他自己所能支配的资本找到最有利的用途。固然，他所考虑的不是社会的利益，而是他自身的利益，但他对自身利益的研究自然会或者毋宁说必然会引导他选定最有利于社会的用途。"这就是说，经济人的行为是以追求自身利益为根本动机的理性行为。"经济人"的利己特性成为管理思想的一种人性假定，科学管理理论的创始人泰罗就把它贯穿到了自己的管理理论之中。他认为"管理的主要目的应是在确保每一个雇主获得最大限度的财富的同时也确保每一个雇员能获得最大限度的利益"。②经济管理成为管理的重点。商品经济由工厂手工业发展到机器大工业之后，形成了社会化的大生产。大工业的社会化生产和竞争的加剧，对管理提出了更高的要求，促使管理的重点从国家管理转向了生产领域的经济管理，经济管理成为从社会管理中分化出来的一个重大领域。③管理以物为中心。在商品经济条件下，商业、货币、奢侈、交换价值等物化的社会关系获得充分的发展，人的经济能量得到极大程度的释放，形成了普遍的社会物质变换、全面的关系、多方面的需求以及全面的能力的体系。整个社会"以物的依赖性为基础"。管理活动中，人们关心的不是人本身，不是标准工作方法和客观的控制技术，而是当时比作为一般商品的劳动力昂贵的机器设备，人们"期望这机器在损毁以前所成就的特殊作业可以收回投下的资本，并至少获得普通的利润。

由于该阶段的管理是以经济管理为重点，所以，管理与伦理的关系也集中表现为经济管理与伦理的关系，但表现为二者的分裂和对立性。具体表现为：

第一，经济管理行为功利化，道德价值取向被拒斥。早期资本主义经济管理行为遵循利己主义的基本法则，在这种唯利是图的法则的支配下，人的一切道德都荡然无存。为了获取利益，赚得货币，人与人之间的关系"除了赤裸裸的利害关系，除了冷酷无情的'现金交易'，就再也没有任何别的联系了。它把宗教虔诚、骑士热忱、小市民伤感这些情感的神圣发作，淹没在利己主义打算的冰水之中。总而言之，它用公开的、无耻的、直接的、露骨的剥削代替了由宗教幻想和政治幻想掩盖着的剥削"。"没有一个宦官像工业的宦官即生产者那样低声下气地向自己的君主献媚，并且像他们那样用卑鄙的手段来刺激君主麻痹的享乐能力，以便赢得君主的恩宠；工业的宦官即生产者力图用狡猾的手段来骗取银币，从自己的按基督教教义说来应受敬爱的邻人的口袋里诱取黄金鸟。"利己主义成为维系人们经济交往关系的纽带，利润最大化追求成为经济管理行为的内在驱动力，资本家在资本增值的战车上挥舞管理之鞭，任何道德价值、伦理情感都被拒斥于管理者的视野之外，道德信念、伦理目标与经济生活的关系被人为地切割开来。

第二，经济管理手段非道德化，管理手段与伦理目的相背。早期商品经济的发展是一个资本的原始积累过程，"所谓原始积累只不过是生产者和生产资料分离的历史过程"，"而对他们的这种剥夺的历史是用血和火的文字载入人类编年史的"。为积累资本，资本家大肆采用海盗式殖民掠夺手段，进行野蛮的贩卖黑人奴隶活动，开展罪恶的鸦片交易；为榨取更大的剩余价值，牟取超额利润，资本家采取降低工人工资、延长工作时间、提高劳动强度的办法，来对工人进行野蛮残酷的剥削。马克思曾在《资本论》中说过一段人们耳熟能详的话：对于资本家，只要是能获取利润，他就不择手段，如果有 50% 的利润，资本家就可以铤而走险；为了

100%的利润，他就敢践踏人间一切法律；有300%的利润，他就敢犯任何罪行，甚至冒被绞首的危险。当时，资本家不仅"对自己的工人在挨饿是毫不在乎的，只有他自己能赚钱就行，而且或亲自出马，或雇用打手，对工人实行高压式的生产监督。一切服从利润最大化目的，只要能赚钱，增殖利润，获取财富，就可以不择手段。非道德主义、非人道主义的管理观念大行其道"。保罗·芒图曾在《十八世纪的工业革命》中对早期的企业主做过这样入木三分的刻画："专横、冷酷无情，有时甚至是残忍的，他们占有的欲望和贪婪就像暴发户一样是无止境的。他们酗酒和不尊重女工是出了名的。他们为获得的财富而自傲，他们过着豪华的生活，他们拥有男仆、马车和在城乡中的豪华的住宅。"总之，在这里，金钱和利润成为人生的全部意义和唯一目的，人本身不再是目的，道德良知被抛弃或变成受自己赚钱欲望所驱使和御用的工具。

第三，人的发展片面化导致人格出现分裂。在早期商品经济社会，不仅资本家变成了金钱的奴隶，而且工人也变成了机器的附庸。人都异化为片面发展的人。工人成为异化的片面发展的人，其根本原因在于资本主义的私有制生产关系。在资本主义私有制生产关系下，掌握着生产资料的资本家采用机器生产的目的是获取剩余价值和超额利润，而不是为了满足人们的物质文化生活需要、促进人的发展。所以，资本家迫使工人束缚于固定化的专业分工，束缚于机器。正如马克思所言："资本在具有无限度地提高生产力趋势的同时，又在怎样的程度上使主要生产力，即人本身片面化，受到限制等等。"在近代生产的细密分工中，每个人固定于一种操作，终身只需要重复同样的动作，运用他机体功能的某一局部（手或腿的，头或肩的）。单个人现在成了结构严密的生产机体上的"一个特殊的器官，执行一种特殊的职能吧。到这时，人连个体本身也被分割开来了，人格发生了分裂"。

同时，资本主义私有制生产关系和旧式社会分工使工人的劳动发生异化，从而使经济管理活动后果非人性化。旧式分工使人在劳动活动中并不是反映自己的自由自觉的特性和本质力量，而是变成了单调乏味、令人厌恶的非人性化结果。劳动成了异化劳动；劳动创造了美却使劳动者成为畸形。劳动用机器代替了手工劳动，同时却把一部分劳动者抛回到野蛮的劳动，而使另一部分劳动者变成机器。劳动生产了智慧，却给劳动者生产了愚钝、痴呆。"对劳动者说来，劳动是外在的东西，也就是说，是不属于他的本质的东西。因此，劳动者在自己的劳动中并不是肯定自己，而是否定自己，并不感到幸福，而是感到不幸，并不是自由地发挥自己的肉体力量和精神力量，而是使自己的肉体受到损伤、精神遭到摧残。""劳动者生产的财富越多，他的生产能力和规模越大，他就越贫穷。劳动者创造的商品越多，他就越是变成廉价的商品。随着实物世界的涨价，人的世界也正比例地落价。"劳动活动的后果、经济管理活动的后果非人性化，人通过活动来肯定自己，实现自我与活动后果之间发生了彻底的分离，谋取生活资料，维持肉体生存，取得物质财富成了生产、管理、生活的最终目的；物的世界的增值以人的世界的贬值为代价，物的世界的全面发展以人的世界的片面发展为代价，在物的世界面前人的价值、尊严、人格等彻底丧失，资本主义管理的发展与人的发展发生了根本冲突，本末倒置，管理与伦理成了二元对峙、互不相涉的两个东西。

总之，在早期商品经济中，经济管理与伦理处于一种分离状态，管理活动似乎完全摆脱了伦理道德的制约，社会生产力的发展、科技水平的提高、管理水平的进步等，都是为了提高竞争力、获得利润、加强对工人的盘剥。马克思十分深刻地指出"资本家的管理不仅是一种由社会劳动过程的性质产生并属于社会劳动过程的特殊职能，它同时也是剥削社会劳动过程的职能，因而也是由剥削者和他所剥削的原料之间不可避免的对抗决定的"。列宁也曾指出："资本家所关心的是怎样为掠夺而管理，怎样借管理来掠夺。"资本主义经济管理的这种剥削性和独裁性决定了资本家在利润之鞭的驱使下不顾任何伦理道德的存在，在管理中灌注一种非人道主义的观念和意识，良知、道德和人性等伦理理念被利润、货币遮蔽起来，成了边缘化的东西，管理与伦理分离了。

3. 管理与伦理的统一

20 世纪二三十年代以来，人类经济发展水平越来越高，速度越来越快，尤其是在相对成熟的管理科学理论的推动下，人类的管理实践步入一个全新的发展时期。从基本特征上看，现代管理表现出系统化、民主化、科学化、法制化、人本化等多重因素交叉、融合的特征。从管理伦理学角度看，民主化、人本化、效益化特征实质上反映了管理发展的伦理化趋势，这表明，管理正日益走向与伦理统一的新阶段。这种统一主要表现在如下方面：

首先，人际关系学说的提出，表明管理的人性化发展趋势。人际关系学说是由美国哈佛大学工商管理学院教授梅奥（George Elton Mayo）于 1933 年出版的《工业文明的人类问题》一书中提出的。其能提出此学说与霍桑实验密切相关。这次实验发生在 20 世纪 20 年代中期到 30 年代初的美国西方电器公司的霍桑工厂。实验最初是由美国国家科学院全国科学委员会主持的，其目的是想探讨企业的物质工作条件和工人的健康以及生产率之间的关系，具体内容是确定照明同工人个人效率之间的精确比例。但实验的结果却令人不可思议：不管照明程度如何，参加实验的工人的产量都是上升的。除此之外再考虑其他各种可能提高生产率的因素，诸如工资报酬、休息时间、工作日的长度等，结果也并没有对生产率的变化产生明显的影响。这是什么原因造成的呢？或者说从根本上影响劳动生产率的原因是什么呢？实验人员百思不得其解。就在他们无可奈何并准备放弃实验时，梅奥应邀率领他的研究小组来到霍桑工厂接手实验。梅奥对原来实验的结果提出各种可能的解释并通过一一加以检验、实施访谈计划、研究工作中的团体行为等措施，得出工作条件、休息时间以致工资报酬都不是影响劳动生产率的第一位因素，最重要的因素在于管理当局同工人之间，以及工人相互之间的社会关系的结论。正是依据实验得出的这一结论，梅奥提出了"人际关系学说"。

古典管理理论把员工看成是只追求高工资和良好物质条件的"经济人"。梅奥把这称之为古典经济学家李嘉图的"群氓假设"。该假设认为：自然社会由一群元组织的个人所组成；每个人都按照能达到自我保存和实现自我利益的方式来行动，为了达到这一目的，每个人都会尽可能地按逻辑来思考和行动。梅奥对此提出了相反的意见：对社会和个人来说，重要的是人与人之间的合作，而不单纯是一群元组织的乌合之众之间的竞争；所有的人主要是为了保护自己在团体中的地位而不单纯是为了自我利益而行动。由霍桑实验可以发现，人的思想和行动更多的是由感情而不是逻辑来引导的，组织中"士气"的因素、员工的非正式组织、管理者的领导方式等，都对实现管理目标有着重大影响。于是，梅奥认为，其一，人有社会需要，人的最主要刺激来源于社会需要的满足，以及良好的人际关系与地位上的成就；其二，人只有在满足了社会需要时，才会对管理有反应。

基于这种认识，梅奥等人所设计的管理模式是：①管理者不应只注意工作，完成生产任务，而应把注意的重点放在关心人、满足人的需要上；②管理不应只注意计划、组织、控制等，而应更重视管理者与被管理者、组织成员间的人际关系，培养和形成人们的归属感和集体感；③提倡集体的奖励制度，不主张实行个人奖励制度；④管理者的职责不仅是组织生产，还应充当上下级的联络人，倾听被管理者的意见，了解他们的思想感情；⑤实行"参与式管理"，让被管理者在不同程度上参与组织决策。这一管理模式表明，它认识到了人并不仅是追求高工资、高酬劳，还要考虑到友情、安全感、归属感和受人尊重的社会需要，开始重视人的尊严和价值，重视团队的创造力，反映了管理发展的民主化、人性化趋势。这是一个很大的进步。

其次，现代管理理论和方法也正在把管理与伦理推向统一的新阶段。20 世纪 50 年代起，自然科学家、社会科学家、管理学家以及实际管理人员都纷纷研究管理理论，兴起了一股研究管理的热潮，致使管理学界学派林立、众说纷纭，管理学发展到了"管理理论的丛林"阶段。美国管理学家孔茨试图将管理理论的丛林统一起来，然而他的努力并没有成功。相反，在 20 世纪七八十年代，出于研究日本的管理经验的目的，管理理论的"丛林"不但没有萎缩，反而又生发出了蓬勃的发展，这就是"组织文化"思潮的兴起。此时的代表作有帕斯卡尔和阿索斯合著的《日本的管理艺术》，彼得斯和沃得曼合著的《追求卓越——美国最佳企业的经验》，日裔美籍学者威廉·大内的《理论——美国企业如何迎接日本的挑战》等。进入 90 年代，管理理论又发展出了所谓"流程革命""心灵回归""团队学习"等。正是这些管理理论促进着把管理与伦理统一起来。

（1）"组织文化"思潮推崇组织伦理观。帕斯卡尔和阿索斯按照"麦肯锡 7S 框架"对美日管理经验进行了比较分析。所谓"7S"是指：战略（Strategy）、结构（Structure）、制度（System）、人员（Staff）、风格（Style）、技能（Skill）、崇高目标（Superordinate Goals）或共享价值观（Shared Values）。他们认为日本企业组织管理之所以取得巨大成功，是因为它们不仅重视前三个"S"，更重要的是注重后四个"S"。而四个"S"中有两个"S"直接就是伦理问题，即风格和崇高目标或共享价值观，尤其是共享价值观在"7S"中占中心地位。所谓共享价值观，是指一个组织的成员所认同和共同信奉的价值观念；风格是指组织的精神风格；崇高目标是指一个组织灌输给其成员的指导思想。帕氏和阿氏所总结出的管理伦理包括：贵在行动、接近顾客、自主创业、以人促产、倡导价值观、不离本行（即敬业）、宽严并济等。这其中尤其要重视价值观的倡导。因为价值观是组织文化的核心，而价值观中，组织伦理观又是核心。既然伦理观是价值观的核心，那么组织文化思潮，倡导合理的共享价值观，实际就是倡导管理的组织伦理观。

（2）"团队管理""战略管理""全面质量管理""强调尊重人，强调遵守伦理"。"团队管理"强调尊重人，把人本原则当做其核心的管理伦理原则。英国管理学家尼克·海伊斯说"成功的团队管理的关键在于尊重。如果团队的成员不能做到互相尊重，那么该团队就不能像一个真正的团队那样运行，如果团队所做的事情无法得到其管理人员的尊重，那么它就无法良好运行。""战略管理"强调管理决策上追求卓越，把伦理与战略决策结合起来。战略管理的代表人物 R. 爱德华·弗里曼和小丹尼尔·R. 吉尔伯特说"追求卓越与追求伦理是一回事，两者都必须与公司战略相联系。""必须把伦理置于公司战略讨论的中心。优秀企业能够而且应该根据与建立在伦理基础上的战略相一致的方式进行管理。""全面质量管理"强调改进组织中每项工作的质量，以赢得竞争，提高效率。为达到这一目的。全面质量管理的提倡者如斯蒂芬·P. 罗宾斯认为，必须通过"强烈地关注顾客""坚持不断地改进""改进组织中每项工作的质量""精确地度量""向雇员授权"的产品和服务打交道的人"，即尊重被管理者和利益相关者，树立起"建立组织对持续改进的承诺"之目标等措施才有可能。这种管理方式，从伦理角度看，其背后隐藏的实质和根本原因就是尊重人的伦理动机在起作用。因此，全面质量管理实质上也是伦理驱动下的管理方略。

（3）"心灵回归""团队学习"也强调管理与伦理的统一。所谓"心灵回归"是由美国杨百翰大学管理学教授斯蒂芬·R. 柯维在《高效者的七种习惯——全面造就自己》一书中提出的，他有感于两次世界大战以来，经济迅速发展了，物质生活富裕了，但人与人的关系却陷入了互不信任的紧张、人们的心灵枯竭了，精神负担加重了的现实状况，他们大声疾呼返璞归真，重新回到做人的基本原则。他认为卓越的领导者要具备七种习惯：操之在我、确立目标、掌握重点、利人利己、设身处地、集思广益、磨炼自己。柯维所强调的这七种管理者应具备的习惯，实际上是强调管理者应具备主体性、独立性的人格尊严、己他两利、替人普想、豁达、诚实守信的道德品格。因此，"心灵回归"与其说是一种管理理论，毋宁说是一种呼唤人的道德情感、良知、信任和精神家园的伦理学理论。

"团队学习"是美国管理学家彼得·M. 圣吉（Peter M. Senge）在《第五项惨

炼》中提出的。他认为，当代管理者必须进行五项修炼：系统思考、自我超隧、改善心智模式、建立共同远景及团队学习。"团队学习"管理理论注重伦理的表现，直接由其书名就可看出，"修炼"本身就是一种道德实践，圣吉对该词开用的是"Discipline"（自我约束、规范、规律），可见他是有深刻用意的。按圣吉自己的说法"共同愿景最简单的说法是'我们想要创造什么？'""在人类群体活动中，很少有像共同愿景能激发出这样强大的力量。""当人类所追求的愿景超出个人的利益，便会产生一股强大的力量，远非追求狭窄目标所能及。组织的目标也是如此。""我们相信生活中高尚的美德与经济上的成功，不但没有冲突而且可以兼得；事实上，长期而言，更有相辅相成的效果。"由此看来，圣吉所提倡的共同愿景实际上是通过组织管理的自我修炼，以达到德福一致的、和谐圆融的理想境界。这种理想境界无疑是包括道德理想和伦理目标在内的境界。

上述内容表明，现代管理理论的诸种思潮或学派的共同之处在于，把管理与伦理结合起来，强调管理的伦理化发展取向。应该指出的是，管理与伦理的统一是有机的、辩证的和有张力的。它是管理与伦理关系历史运行从混同到分离，再到统一这种螺旋式上升、发展链条中的一个环节，是管理与伦理关系的否定之否定阶段。它标志着管理与伦理的互动作用、相互激荡的关系前进到了一个新的更高水平的阶段。

显然，管理与伦理的统一与两者的混同是不同的，与其相对的分离状态更是不一样的。这种统一的张力表现在：①管理活动是二者统一的基础，伦理是管理活动中内生的，是管理发展的客观要求，是管理发展的精神动力和理性支撑力量。②管理与伦理的统一并非管理与伦理的直接统一，而是两者保持各自特色和个性差异的有张力的统一，因此两者才能在内容上互有交叉，在功能上相互补充，但又不完全重叠，而是相互作用、相互激荡，共同为实现和谐有序、公平与效率圆融的人类社会发挥各自的作用，体现各自的价值和意义。③管理伦理是管理与伦理有机统一、辩证结合后，形成的相对独立于一般社会伦理的特殊样式，它既生成于管理活动过程之中，适应着管理发展的内在规律，又体现着主体优化管理发展的价值目的，对客观管理过程具有一定的超越性，它引导、规范和升华着管理行为。与一般社会伦理相比，管理伦理只作用于管理活动和管理过程，而不像一般社会伦理那样涵盖整个社会生活，管理伦理在规范体系、理念系统、实现机制上都表现出自己的特殊性。总之，正是这种辩证统一性构成了管理伦理的客观基础，提供了管理伦理在管理中的广泛运用。

7.1.3 管理具有内在的伦理属性

1. 管理是具有伦理属性的活动

管理就是主体为了实现一定目的，依据一定的规章制度和伦理准则，而对客体进行合理配置（决策、组织、控制）的社会的实践活动。我们认为，管理本身就蕴含丰富的伦理属性，原因如下：

第一，管理是一种有目的的活动。管理是人的活动，人的活动是有目的的。这是建立在人的理性基础上的。马克思说："蜘蛛的活动与织工的活动相似，蜜蜂建筑蜂房的本领使人间的许多建筑师感到惭愧。但是最蹩脚的建筑师从一开始就比最灵巧的蜜蜂高明的地方，是他在用蜂蜡建筑蜂房以前，已经在自己的头脑中把它建成了。"这就是人的意识。管理作为人的活动也同样如此。

第二，管理是一种伦理价值选择活动。一般的管理活动和管理系统总是蕴含着相应的社会道德观念和伦理原则，管理需要奠基于符合道德规范的行为。表面上看，管理活动似乎更多是从客体角度研究资源的优化配置，从而实现管理效益最大化。本质上，管理是一种行为主体以"人作为价值尺度"去设计、调配和开展管理活动，是在促使人的发展和完善基础上追求资源效益。管理是以人性假说为前提的，正如道格拉斯·麦格雷戈所言："在每一个管理决策或每一项管理措施的背后，都必须有某些关于人性本质及人性行为的假设。"管理活动对于人性的假设经历了从早期的"经济人""社会人"到"复杂人"，这种变迁反映了管理界对于人性本身的认识是不断深化的过程，也反映了管理中对于人的价值、行为动机和满足不断深化。由于管理活动本质上是对人的管理，管理目标的选择、决策依据以及管理的设置都离不开人的价值选择与道德选择。人们总是从一种具体的道德背景出发作出判断，对某种管理行为的价值合理性或道德合理性做出裁定。管理人员受他们文化环境的影响，致使他们分配和利用资源的方式也随着道德准则的变化而改变。

第三，管理需要伦理的牵引与约束。从经济管理到政府管理，无论是"看不见的手"的管理，还是"看得见的手"的管理，都有相应的伦理要求，从一定意义上说，伦理是介于有形与无形之间的"手"，相对于市场，它是有形的，相对于政府，它是无形的。首先，市场——无形之手的管理的伦理意蕴。市场就是买者与卖者相互作用并决定商品或劳务的价格和交易的数量的机制。著名经济学家萨缪尔森认为市场管理要解决三个问题：生产什么，如何生产和为谁生产。从管理学来看，这三个问题可以置换为：管理什么，如何管理以及为谁管理。"管理什么"涉及管理的伦理取向和目标，即管理是为满足谁的需要，管理对人类的发展和生存具有什么价值；如何管理就涉及管理过程中人与人之间关系的协调；为谁管理涉及管理的目标，也就是管理的目标与分配问题。其次，政府——"有形之手"管理的伦理责任。萨缪尔森将政府的责任表述为：提高效率、增进公平和促进经济增长与稳定。在经济全球化的今天，政府的责任还涉及外部伦理责任。管理具有伦理性，这只是从伦理学角度考察管理所得出的结论。

2. 管理特性的伦理意蕴

管理作为一种特定的社会关系的载体，并不排斥它必然具有某种相应的伦理属性。具体是：

（1）管理的自然性与社会性

从管理学的角度来看，管理是二重属性的活动，即管理具有自然属性和社会属性，是把这种二重性内在的聚合在一起的统一体。管理的自然属性是指管理作为一种人类特有的实践形式，无论在哪里，都具有如何协调和指挥生产劳动及其他工作，如何提高人的工作积极性，如何提高生产劳动率等相同的问题。管理的自然属性反映了社会化劳动过程本身的需求，是一系列科学活动和实践活动的产物，反映了人类文明进步的成果。管理的社会属性，是指在阶级社会中，管理行为总是受当时的生产关系与经济基础的影响和制约，体现出当时社会各阶层、各群体之间一定的社会关系，而且在很大程度上反映出社会统治阶级的意愿和要求，代表统治阶级的价值倾向。正是管理的社会属性中体现了管理的伦理属性。

（2）管理的人为性与为人性

管理的人为性是指管理是由人所为，是人所作为的行为和活动。人是管理主体，只有人才有管理，其他物种是没有管理的。承认管理的人为性，就是承认管理者在管理活动中的主动性和主体地位，也就肯定管理的目的性，是人类实现目的的对象化活动和自觉的组织活动。从而也肯定人是能动的、具有创造性的社会性动物。由于管理是人为的，所以管理又是为人的，即管理是以服务于人为根本目的的，以促进人性的完善发展为核心的。管理就是人为和为人的统一。我国著名管理心理学家苏东水先生曾指出管理的特性是"以人为本，以德为先，人为为人"。杨斌先生也认为："管理本来是'人为'的一种行为，一定要达到'为人'的本来目的。恰恰是在这一点我们经常迷失掉，走着走着就忘记了我们要去的目标。"

管理的这种伦理特性具有重要的意义。只有明白了管理的人为性和为人性，人们在管理中才能坚持人本理念，管理者才能懂得管理的真谛在于组织成员是组织的主体，应该尊重人的权利，重视人的精神需要，采取激励手段调动各位成员有效参与管理的积极性，才能懂得自己的管理实践从根本上说是为社会、为组织成员服务的。世界上许多著名企业深谙此理，并把这一特性转化为自己企业经营管理的伦理信条。美国的约翰逊公司就声明："我们要对全世界与我们一起工作的雇员负责……将每个人都当作人来看待。""我们必须尊重他们的尊严，承认他们的业绩，给他们工作保障感。""我们对我们生活和工作的社区以及整个世界负有责任。"但是现实的管理活动中，有些管理者并不是坚持管理的这种人为性与为人相统一的伦理特性，在许多情况下，他们往往会出于物质利益的追求，效率提高的需要，忽视人的权利和尊严，遮蔽人的精神需要，而导致实际的物本管理理念。

（3）管理的他律性与自律性

所谓管理的他律性是指管理需要建立明确的规范的制度和规章，科学的组织、决策、控制机制，可行的技术路线和方案等。这些内容相对于管理中的人来说是外在的、异己的，因而是他律的；管理的自律性是指管理主体、管理客体中的人把管理制度和规章转化为自己行为的价值准则，同自己个人的内心信念结合起来，内在的、自主自愿的遵守奉守。管理的自律性是人的意志自由特性，管理的他律性必然升华的客观要求。所以，管理活动中，约束与激励、他律和自律以及管理与道德是两种双重变奏、相互交织的力量，共同推动管理活动的发展。

（4）管理的功利性与道义性

管理的功利性是指管理的效率追求。效率是管理的目的和生命，没有了效率，管理也就失去了价值和意义。但管理也有道义性，即管理的人本、公平和民主等特性。公平是管理的重要伦理规定，没有了公平，管理效率可能就会失去保障，从一定意义上讲，人们通过管理寻求公平。但在现实的管理活动中，公平和效率往往是对立的。在许多情况下，求公平就会失去效率，求效率就会难以顾及公平。这就导致了公平和效率经常发生碰撞和矛盾。管理者在管理活动中，就要正确处理这两者的矛盾关系，做到以效率来促进公平，以公平来促进效率，把效率当作公平的物质基础，把公平当作效率的社会保障；使效率成为公平的动力，使公平成为效率的源泉，建立两者之间互动互促、和谐统一的关系。民主是管理的道义性构成。尤其管理的决策过程中，决策者是否讲究民主决策，听取意见，以便决策方案达到令人满意的效果。这是决策者应具备的道德素质。

（5）管理的现实性与理想性

管理的现实性是指管理从根本上是人的一种实践活动，它根源于现实，受现实的管理关系的制约并适应着现实中管理关系的实际需要，同人的管理实践密不可分。任何管理制度、管理技术、管理方法以及管理理论等要发挥自身的功能与作用，都必须立足于和面向管理实践，管理者和管理学家都必须仔细研究和考虑广大被管理者对他们的认同程度、接受程度和觉悟程度，必须同现实的管理实践紧密联系起来，从中汲取养料，以提高管理水平。管理的理想性是指管理既源于现实又牵引和匡正现实，它是管理者超越当下的管理实践，从"管理是什么"的事实世界而走向理想的管理境界，即"管理应当是什么"的价值世界的一种管理理性和意志的努力。管理的现实性与理想性是辩证统一，理想性寓于现实性之中，离开了现实性，理想性就失去了根基而成为虚无缥缈的东西，而现实性也需要提升，超越以趋向理想性，它是蕴含着理想因素并以理想为目标，理想性保证着现实性不与流俗相等同，而这相辅相成，互为依存又互相影响，不能截然相分。

7.1.4　伦理是社会管理的重要方式

伦理关系是人类社会最基本的社会关系，规约着人们的行为规范、价值观和个体的道德情操。伦理关系作为一种以善恶评价的利益关系，渗透到社会关系的各种层面。任何人在做出自己行为的时候，都不能回避自己的道德观念，都选择契合自己道德准则的行为方式。由于伦理关系渗透到社会各种关系中，所以伦理又承担着重要的管理责任。伦理学家唐凯麟认为，伦理道德通过"整个社会、社会群体和社会组织有意识的对其他成员进行指导、约束或制裁；社会成员之间自发地相互影响、互相监督和互相批评；社会成员自觉地按照社会选择、约束和检点自身行为等三个方面来管理社会"。具体看，伦理道德管理社会主要通过三个方面实施。

其一，伦理通过社会舆论引导人的思想、行为和关系，从而维持一定的社会秩序。社会舆论是伦理道德发挥作用的重要载体，通过口头语言、大众传媒等工具得以形成和扩散。由于舆论反映了社会上人们对一定事件或人物的褒贬态度，承载的是人们的道德价值观念和伦理评判意识，因此具有较强的导向和约束作用。舆论可以使舆论对象产生巨大的心理压力，从而不得不对自身的行为有所收敛。弗里德黑尔姆·奈德哈德认为在现代社会中，舆论承担着大量的功能，社会成员可以借助公众论坛来表现自我和证明自我，但同时也在被观察和被监督，社会舆论也许不援引现行的法律规范，而只是采纳一般价值观和基本道德观，就足以激发广大公众的愤怒，使当事人处在巨大的压力之下：将其逐出正派人士的圈子。社会生活的善恶是非必须通过社会舆论来形成一定的道德氛围，促使人们有意识地把握伦理行为规范，从而合乎伦理地开展实践活动。

其二，通过榜样示范人的思想、行为和关系，从而形成一定的社会秩序。道德榜样是伦理道德调控、管理社会的重要手段。人们在生活中非常注重发挥道德榜样的作用。道德榜样承载着传统美德，积极弘扬现实社会崇高的道德价值，也开拓着未来的理想道德与美德。人们从道德榜样身上体验到真实、亲切和自然的道德价值。道德榜是人们心悦诚服效仿的对象，是比较完整地体现了道德理想与境界，具有高尚的伦理人格和道德素质，富有强大的伦理凝聚力和吸引力的伦理楷模和形象。

其三，通过伦理进行个体的自我管理。伦理的管理本质首先表现为人类对自我的内在管理，人类对自我行为的限制和规范：外在的强制性和内在的自觉性。伦理以命令评价的方式为人们提供具有约束性的行为规范体系和等级次序的价值观念体系。伦理的自我管理由人的存在的二重性即个体性和社会性所决定。具体说，表现如下：其一，通过伦理道德，认识世界和协调人际关系。伦理道德是人们从实践和精神两个层面把握世界的重要方式，它既指导人们的行为，又根源于人们的实践，使人们从需要的角度去认识和评价客观世界。同时，任何个体都生活在人际关系网络中，个体通过伦理道德来协调人际关系，形成和谐友爱的社会关系。其二，个体通过伦理道德控制自我。伦理道德是适应人们相互协调和人际关系的社会需要而产生，它在本质上是建立于社会利益及群体经验的基础上，因而道德规范呈现一定的客观性。相对个体而言，伦理道德成为一种外在的、异己的约束力量，但这种约束并非单纯的消极防范和限制，也是人的主体性的积极表现。个体通过接受、内化社会的伦理道德，有效控制人自身的非理性因素，从而促进个体的健康成长。

7.2　东西方管理伦理思想

管理伦理学是当代西方管理学派的重要流派。其研究经历了酝酿期、形成期和发展期。但是，中西方均有非常丰富的管理伦理思想，对其系统性梳理有益于学习和理解管理伦理的演变。

7.2.1　中国的管理伦理思想

中国 5000 多年的灿烂文化中，伦理道德是重要组成部分。它经历了从传统到近代的发展变迁：在农业生产方式为主的宗法社会，以伦理政治为轴心，强调人际关系，凸显道德引导和伦理约束，伦理在社会管理中扮演了不可替代的角色；在近代，由于西方科技和文化的嵌入引发了生产方式的变化，我国不少接受过西方思想文化影响的企业家，在他们的管理实践中体现出特有的伦理观念。

1. 儒家伦理中管理思想

儒家思想指的是儒家学派的思想，由春秋末期思想家孔子所创立。司马迁在《史记·孔子世家》中说："孔子乃因史记作春秋，上至隐公，下讫哀公十四年，十二公。据鲁，亲周，故殷，运之三代。"孟子和荀子进一步发挥和完善，是中国伦理史上第一家具有完整思想体系的伦理派别。儒家思想不同于其他宗教信仰，儒家思想关注的并非"自然""科学"，而是人和社会，在这些永恒的人类课题上，儒家思想建立起了永恒的价值体系。

　　首先，孔子的管理伦理。在孔子的伦理体系中，"仁"和"礼"是两个最重要的概念，"仁"作为春秋以来的一种新的伦理思想，经过孔子的总结发展，成为具有自身独特价值的思想内容和伦理价值，构成了孔子伦理思想的核心内容和根本特征。何为"仁"？孔子认为"仁者，爱人"，又说"克己复礼为人"。在孔子看来，仁是一种人类相亲相爱的境界。首选表现为个体成员与氏族整体关系以及氏族内部关系方面，用以维护氏族内部的团结和稳定。推而广之，是对整个社会和氏族的一种道德责任和伦理义务，使全社会呈现一种和睦友善的图景。达到这样的理想境界，就必须按照"礼"的规定做事，用"礼"的准则进行社会管理。孔子的"礼"是一种以社会尊卑贵贱秩序为内容的伦理规范，他思想中的管理目标就是要使社会符合这个伦理规范。

　　根据"礼"的思想，孔子主张维持严格的登记制度，认为这样能稳定统治秩序，维护统治者的地位。违背"礼"的伦理准则的人，会被大加谴责。在推行"礼"的过程中，存在管理者和被管理者的矛盾，如何解决成为必须要回答的问题。孔子认为，统治者要严格要求自己，并用道德教化治理国家。针对管理者，孔子提出了相应的道德要求：①以身作则，行为端正。"其身正，不令而行；其身不正，虽令不从。"管理者本身如能做到"正其身"，具有良好的道德修养，管理政事就没有什么困难，就可以去管理别人并要求他人端正自己的行为。②作为君子，"重义轻利"。作为管理者，应当养成"君子人格"，"君子喻于义，小人喻于利"。在获取财富时不能像小人一样好"利"，而是要重"义"，服从统治阶级的整体利益。③认真守信，勤俭爱人。孔子要求统治者勤俭节约，同时要求爱护部下，并"使民以时"。"爱人"就是用仁爱的方法调节好上下关系；"使民以时"是为了保证农业生产的正常进行，不至于因过度使用民力而耽误农时。

　　针对国家治理，孔子也提出了具有创见的主张：①对百姓加强思想说教。"上好礼，则民易使也"；"上好义，则民莫敢不服"。当政者既要自己遵从礼制和道义，对百姓起到一种道德示范作用，又要用礼仪和道义进行说教，加强道德教化的作用。②选拔正直的人参加管理。"举直"，即选拔正直的人，百姓则服从统治；反之，选拔邪恶的人罢免正直的人，百姓自然不服统治。儒家的管理伦理要求统治者做好自身修养与驾驭（国家和社会）之术结合起来，应该说，崇尚道德礼仪治国是儒家管理伦理的核心：以仁为心理基础，以礼为行为节度，二者融为一体。因此，在整个社会关系上，既有严格的尊卑亲疏的宗法等级关系，又有相互和谐、温情脉脉的人道关系。尽管，这一套管理模式具有理想化色彩，也很难被统治者完全采纳。但是，德治的理念彰显人性善的元素，凸显统治者仁政爱民的形象，并在汉朝"罢黜百家，独尊儒术"后成为中国封建社会主流意识形态，对于塑造中国文化发挥了重要作用。

其次，孟子的管理伦理。孟子以人性善为基础，提出"得民心者得天下"的管理原则。在中国历史上，孟子首次明确提出"民为贵，社稷次之，君为轻"的著名论断。统治者治理天下有两种截然不同的做法：其一，以礼服人，即表面上假借仁义之名，实际上却是凭借武力四处征伐，该做法虽可以称霸一时，却不能让天下归服；其二，以德服人，即依靠仁义用道德感化他人，只有这样，才能使天下各种人都心悦诚服。在具体的管理方法上，孟子提出了三大原则：爱民、教民和减免刑罚。只有这样，统治者才能真正做到实施"仁政"。统治者与被统治者、管理者与被管理者的关系，是每个时代、每个行业的管理活动都必须面对的问题，也是制定战略管理、从事管理行为的基本出发点。孟子的"民贵君轻"的思想，以及奠基于此的管理思想，摆脱了管理者与被管理者的位置，确实难能可贵。

最后，荀子的管理伦理。不同于孟子的性善论，荀子以"性恶论"为基础，提出了对管理伦理不同的见解。人性恶的根源在于"欲望"：人生而有欲，有求生、享受的欲望，这是人生而有之的生理机能。为了解决因无限欲望产生的社会动荡和不安定，荀子提出了"治之经，礼与刑"，即以礼仪教化为主，辅之以刑法强制的两手策略。他认为，首先要"名分"，即根据人们在社会中所处的政治地位、经济地位，确定人们的贵贱等级，然后依靠贫富贵贱的等级来截止人们对欲望的追求和财富占有。在管理上，他认为最理想的是实现"至平"的原则：即将人分成不同等级之后，人们遵守各阶层具有约束力的、合乎规范的有限需求，从而使每个人在社会产品的分配中取得与其等级地位相适应的财富，满足不同的愿望要求。在"人性恶"的前提下，荀子提出引导和教育等手段，确定人们所处的社会阶层，使人们的欲望被控制在一定范围之内，管理者根据人们的贵贱等级来分配相应的社会财富，从而实现公平。由于注意到了人们的智愚之差和不能之别，将工作能力的高低和贡献大小作为社会财富应考虑的因素，在当时社会中具有新意，也具有积极的价值。但是，人的欲望难以满足，"制礼仪以分之，使有贫富贵贱之等"，每个人是否能安分守己，不再有过多的愿望，则不得而知。

2. 道家的管理伦理思想

道家，诸子百家之一，春秋战国时期，老子集古圣先贤之大智慧，形成了道家完整系统的理论，标志着道家思想已经正式成型。道家思想的形成是以总结、发展、著典籍为主要路径，每一次思想的跳跃都经历了极其长时间的众人积累，这也再一次的凸显了道家的生命力。道家以"道"为核心，认为大道无为、主张道法自然，提出道生法、以雌守雄、刚柔并济等政治、经济、治国、军事策略，具有朴素的辩证法思想，是"诸子百家"中一门极为重要的哲学流派，存在于中华各文化领域，对中国乃至世界的文化都产生了巨大的影响。"道"不仅是道家哲学的最高概念，也是其终极信仰对象。由于"道"具有"无"的特点，没有固定的形态，也没有统一的标准，信仰"道"就不是信仰一个固定的、统一的、外在的他者，而是把不确定和变化本身接纳于其中。

老子的管理伦理思想主要是"道法自然""无为而治"。"无为而治"是道家的治国理念，是以制度（可理解为"道"中的规律）治国，以制度约束臣民的行为，臣民均遵守法律制度。《道德经》中的思想核心是"道"，"道"是无为的，但"道"有规律，以规律约束宇宙间万事万物运行，万事万物均遵循规律。所谓无为而治，就是通过无为而达到天下大治。从字面上看，无为似乎是无所作为、消极无为，但老子所说的无为，是以"顺应自然"。"人法地，地法天，天法道，道法自然"。"道"永远是顺乎自然。无为是一种有位。他说："天下难事必作于易，天下大事必作于细""为之于未有，治之于未乱"。无为反对世俗道德规范对人们行为的约束，企图在现实社会关系之外寻求一种符合"素朴"本性的道德境界。老子认为，仁义道德不是从来就有的，如果国家安定、六亲和合的话，社会就不需要制定道德规范。无为之道被废弃，产生混乱甚至邪恶，圣人和智者出来制定仁义、孝慈等行为规范。在具体管理中，老子主张"不尚贤，使民不争"，因为贤是一种善名，"尚贤"必然引导人们名利之争。

庄子是中国先秦道家思想重要代表人物。其学说涵盖社会生活的各个方面，蕴藏着丰富的内涵。这不仅给后人留下宝贵的物质与精神财富，而且还成为我国经典国学文化的重要精神来源，为后世开启智慧之门。作为哲学概念，庄子的"道"包含着两个方面的意蕴，一是超越世俗，二是自然无为。挣脱一切精神桎梏，将自然作为心灵的归宿。真正体现了"道"的精神的人，把握六气的变化，游于无穷的境域，就是"搏扶摇而上者九万里"的大鹏也比不上。大鹏只有乘着风力才能飞往南海，"风之积也不厚，则其负大翼也无力"（《逍遥游》）。而真正的精神自由是"无所待"的，没有任何物质条件能够限制。但是，庄子在管理伦理方面，主张厚积薄发和应时而变。一方面，积累深厚的力量与知识。《庄子·逍遥游》指出："且夫水之积也不厚，则其负大舟也无力；风之积也不厚，则其负大翼也无力。"意为：如果聚焦的水不深，那它就没有负载一艘大船的力量。如果聚集的风强度不大，那它便没有力量负载鹏鸟巨大的翅膀。要想获得成功，必然需要积累深厚的力量与知识。医院的发展亦是同样的道理，要想在行业中引领潮流，定然需要长期的积累与沉淀。这种沉淀可以是制定长远的战略规划、打造一支卓越的团队、建立优秀的医院文化以及树立良好的医院形象。只有沉淀了深厚的功力，才能在时机成熟之际，像大鹏一样展翅高飞、一飞冲天。另一方面，寻找创新思路，不断推陈出新。在创新方面，《庄子·天运》提出："礼义法度者，应时而变者也。"庄子认为，一切的制度、伦理以及法律，都应适应时代的要求而不断做出变化，与时俱进。并且，庄子还以孔子问道于老聃、东施效颦等故事，来阐明不假思索盲目效仿他人所带来的不良结果，进而强调开拓创新的重要性。对于医院管理而言，创新更是衡量一个医院能否在多变的市场环境中生存下来的重要依据，也是一个医院社会竞争力的重要体现。

3. 法家的管理伦理思想

法家是中国先秦时期诸子百家思想的组成部分。它从自然人性论（见人性）出发，肯定利欲，提倡利己主义，把法与道德对立起来，具有非道德主义的倾向。代表人物是商鞅和韩非。

严刑峻法的治国之道。韩非认为，治国之道在于严刑峻法，仁爱道德是无效的，不足以禁止社会秩序的暴乱。他觉得"儒以文乱法"，主张"不贵义而贵法""不务德而务法"。他们认为，随着社会的进化，治世之道也发生了变化，道德只适用于"上古"，而在"争于气力"的"当今"是无用的。他们以人皆自为的理论为根据，"民如飞禽鸟兽"，各"用计算之心以相待"，对待民众应该"不养恩爱之心，而增威严之势"，必须"用法之相忍，而弃仁人之相怜"。韩非反对做管理中以情代法，认为历者不能单凭自己的喜恶用人办事，最好的办法就是按照规章制度进行管理，且利用人们趋利避害的天性实行赏罚制度。君主治国，只能倚仗暴力，"唯法为治"。为此，他做出了精心筹划和制度设计，使"中人政治"成为可能，"故有道之主，远仁义，去智能，服之以法"。在法治思想的具体实施方案中，韩非提倡"依法管理""法不阿贵""厚赏重罚"等谋略，为现代管理提供了有益的借鉴。

趋利避害的人性假设。在法家看来，好利恶害、趋利避害是古往今来人人固有的本性。这种本性是不可改变的。从思想发展的角度看，法家的人性论观念承续了荀子人性恶的思想。《荀子·性恶》说："目好色，耳好听，口好味，心好利，骨体肤理好愉佚，是皆生于人之情性者也。"他认为，正是在人的本能的基础上，产生了人的财产占有欲和好利之心，人的共同心理是好荣而恶辱，从尧舜到庶民百姓没有什么差别，而人世间最值得荣耀的就是掌握政治权力。法家先驱及代表人物拓展了这一人性论思想。《管子·禁藏》说："夫凡人之性，见利莫能勿就，见害莫能勿避。其商人通贾，倍道兼行，夜以继日，千里而不远者，利在前也。渔人之入海，海深万仞，就彼逆流，乘危百里，宿夜不出者，利在水也。故利之所在，虽千仞之山，无所不上；深渊之下，无所不入焉。"商鞅也认为，人的本性是好利的，人性好利的主要表现为人的生存欲望和生存需要。《商君书·算池》里指出："民之性，饥而求食，劳而求佚，苦而索乐，辱则求荣，此民之情也。"由于人有这种生存需要，每个人在利弊之间都要趋利避害。人的本性与生俱来，人的一生就是追逐名利的一生，人的所有行为都受制于好利的本性。这种人本性论应用在政治上就是追求爵位，经济上就是追求田宅。《商君书·错法》中指出了统治者恰恰可以利用此人性论实现自己的统治，"人生有好恶，故民可治也；人情者有好恶，故赏罚可用"。韩非的人性论，既受荀子"性恶论"的影响，也继承了商鞅的人性好利的观点。韩非认为，人的好利主要根源于人们的生存需要，他以肠胃为根本，不食则不能活。每个人都有欲利之心，人的任何行为都受好利的本性支配，即使是父子、君臣之间，也是计利而行的。韩非举出了社会上的溺婴习俗说明这一已经演化为自私自利的思想。《韩非子·六反》："父母之于子也，产男则相贺，产女则杀之，此俱出父母之怀衽，然男子受贺，女子杀之者，虑其后便，计之长利也。"韩非认为，儒家所说的君臣之间以忠信仁义相待，是不可靠的。《韩非子·难一》："臣尽死力以与君市，君重爵禄以与臣市。君臣之间，非父子之亲也，计数之所出也。"总之，法家人性论是那个时代的反映，是私有制和商品经济发展的产物，是商品等价交换在人们利益上的反应，也为法家法治思想提供了理论基础，在一定意义上讲具有历史进步性。

依利定义的义利观。义利问题是中国古代伦理史上的重要议题，也是管理活动的核心问题。程颢曾说："天下之事，唯义利而已。"法家主张利决定义的义利观。法家先驱人物管仲在《管子·牧民》中提出："仓廪实，则知礼节；衣食足，则知荣辱。"即从物质生活中寻求道德的根源，肯定了"利"对"义"的决定性意义，道德观念会随着社会物质生活的发展而变化。法家坚持人们的道德水平与社会的物质基础有着直接且紧密的联系，当社会的物质财富足以满足人们的物质需求时，人们就会行仁义、讲道德。法家认为儒家所谓的"爱人之心"实际上是"伤民"，而儒家那套繁杂的仁义礼节不但于民无益且有害，是暴政的发端。而法家坚持，利乃是人们的行为的唯一动因，这既是社会事实，也是社会应该倡导的原则。这与法家好利、自为的人性论思想一致，并由其沿袭而来。商鞅在《商君书·开塞》中指出："吾所谓利者，义之本也。"在法家看来，人性好利，人与人之间也是纯粹的赤裸裸的利益关系，"利"则是人的一切行为和交往的唯一动力。在这种义利观的支配下，法家思想家们也触及到了公和私的话题，法家肯定"利"，但有"公、私"之分，他们主张去私行公。法家所言的"公"是以君主的利益为大；"私"当然是指受君主统治的群众。商鞅在《商君书·修权》断言："故公私之交，存亡之本也。"因为"公私之分明，则小人不疾贤，而不肖者不妒功"。他的意思是必须"任贤举能"，而不是"任人唯亲"，这样才能达到公正、公平，才不会引起争议和争夺危害君王的统治地位。

7.2.2　西方的管理伦理思想

1. 古希腊时期的管理伦理：从知识到德性

古希腊时期的伦理学聚焦于人的本性、行为及其对社会义务的看法。从苏格拉底到亚里士多德对于伦理提出不同的理论，前者强调"知识即美德"，后者则将德性划分为"理智德性和道德德性"。

苏格拉底认为，道德依赖于知识。知识不仅是德性的必要条件，而且是充分条件。任何行为只要受德性和知识的指导，才可能是善的；反之，则不可能为善。无知的人即便想行善也没有能力，反而将事情弄得很糟。因此，人们只要具备相关的道德知识，自然会去行善。苏格拉底所谓的知识概念偏重知识的功能，即知识能够产生利益，而美德、知识与利益有着因果关系。从这个意义上说，知识是美德乃至行为的充要条件，使道德行为成为可能。在苏格拉底看来，"知识"是头等大事，是人一切善良行为的出发点。每个人在从事一项具体行为时，应该服从这方面知识的人的管理。"在一条船上是老练的专家当指挥，而船的所有者及船上其他人都服从这个有知识的人。至于在农业上的农场主，在疾病中的患者，在体育锻炼上的锻炼身体者，以及一切其他有事务需要照料的人，他们如果以为自己懂得所说的事务，他们便应亲自来管理。否则他们不仅听从在他们身旁的有知识的人，还要招请一些不在身旁的有知识的人，以便听从他们的指导，使自己做事妥当。"当然，知识是人们从事道德行为的必要条件，但是具有道德知识并不必然从事善的行为，在这个方面，苏格拉底夸大了知识对行为的约束作用和管理价值。

作为西方伦理学的奠基者，亚里士多德对于人的自由及其道德责任方面有自己独到的见解。亚里士多德将德性划分为理智德性和道德德性，前者是由于训练而生长的，需要时间和经验，后者是习惯的结果，必须建立在人们自由的基础上。亚里士多德肯定人的行为是自由的，他说："我们要权利去做的事情，也有权利不做。我们能说'不'的地方，也能说'是'。如果做高贵的事情在于我们，那么不做可耻的事情也在于我们。……如果行善就是善人，行恶就是恶人，那么，要做有价值的或无价值的人，都在于我们。"在亚里士多德看来，人们可以自由选择自由的行为。自由包含两个要素：理性的自觉和意志的自愿。自觉性强调人从理性上做善事，意志的自愿性则是要求人在道德伦理的认知层面有所了解。只有将知识和意愿、理性和意志结合起来，才能产生真正意义上的道德性行为。由于人的行为是自由的，因此，人必须为自己的行为负责，或者说为其自由选择承担一定的道德责任。据此，人们可以对某一个人的行为明确做出道德评价，以伦理准则来引导人们的行为。在处理个人与国家关系时，亚里士多德明确要求人们的行为必须首先考虑国家的利益，他认为，国家善相对于个人善，更宏大和安全。因此在对于人的行为要求和行为管理上，亚里士多德明确提出人必须为自己的行为负责，且应该以国家利益为重。从管理伦理角度看，这种理念具有重要的积极意义。

2. 中世纪的管理伦理思想：从禁欲到人文

中世纪是指在罗马帝国废墟上建立起来的西欧封建社会时期。在此期间，基督教凭借强大的政治经济势力，占据社会意识形态的统治地位，影响着人们的思想和社会方式。核心是以基督教神学为核心的宗教道德和封建伦理学说的混合体。在后期，资本主义的兴起促进了文艺复兴的发生，启蒙思潮的影响开启了对人性和价值的重新审视，推动了基督教神学的改良。

基督教伦理思想以"人性本恶"为出发点，认为"人的本性是罪恶的"。《圣经》说，人的始祖亚当和夏娃违反上帝命令偷吃禁果，被逐出伊甸园。这种罪过被称为"原罪"。与生俱来的罪恶需要救赎，如果有罪却说自己无罪便是欺骗。基督教的教义认为，人生的意义在于洗脱罪名，使上帝得到救赎。赎罪的人生需要抵制诱惑，克制欲望，达到超脱。基督教教义要求人们必须恪守一定的道德规范，如听命于神、崇拜上帝等。

奥古斯丁和托马斯·阿奎那是著名的宗教伦理学家。奥古斯丁被称为基督教信仰的权威，将"原罪论"思想发挥得淋漓尽致，认为世间道德的最高原则就是听从上帝安排以换取来世幸福。在《上帝之城》中，奥古斯丁提出了一套系统的社会政治理论。"上帝之城"是存在于上天并受上帝管控的理想社会，其中存在世俗等级，因此绝不是人人平等的超阶级社会。奥古斯丁认为，尊卑贵贱、次序登记是构成阶级社会有机存在和发展的秩序，而上帝处于社会等级链的最高地位。阿奎那在继承奥古斯丁上帝论的思想基础上，给予理性一定地位。他采用亚里士多德的调和手段，解决信仰和理性之间的矛盾。认为，信仰和理性的目标是一致的，都是为了认识上帝以达永生之福，但是信仰在理性之上。人能够依靠理智来认知普遍存在的善性，但是普遍的善性只有在上帝那里才可以找到。因此唯有上帝才能使人幸福并满足人的一切愿望。他最具有代表性的管理伦理思想就是对于"公义"的分析。在阿奎那看来，"公义"就是"以鉴定而持久的意志维护每个人应有的权利"，人们应该在公义的指导下，实践符合社会公德的事情。就社会而言，公义要求维护公共和私人福利，分别对应为"法律公义"和"交换分配公义"。阿奎那认为，当一个人为了公共福利经营贸易以生活必需品供给国家，或者当他不是为了利润而是作为他的劳动报酬赚取利润时，就是符合基督教伦理要求的。

文艺复兴时期是中世纪的后期，其伦理思想发生重大变化：凸显人文主义思潮和宗教改革。人文主义者继承和发展了古希腊德谟克利特、伊壁鸠鲁等人的快乐主义和幸福论，强调恢复古希腊伦理思想家对于智慧在道德生活中的价值。他们认为，人是自然的产物，七情六欲的自然欲望是人的本性。凡是符合人的本性的都是道德的，否则就是不道德的。人文主义者对于基督教的禁欲主义进行无情批判，认为禁欲主义违反人性，充满了虚伪因而极度不道德。人文主义者管理伦理思想的核心是利己主义和个人主义，他们将追逐个人的自由和享乐当作是人生目的和道德标准，肯定了人性中的自私和逐利的合理性。随后的宗教改革运动将上帝和人的努力结合起来，认为人的命运已经由上帝决定，世人的贫富贵贱是上帝的"选民"和"弃民"标志。他鼓励现实生活中的人努力奋斗，不畏艰苦挫折，那些最终取得成功的人才是上帝选中的人。宗教改革的管理伦理思想具体表现在商业道德的认识层面，他们主张合理的赚钱建立在虔诚、严肃、勤俭、诚实等道德基础上。在这种观念的指导下，西方资本主义经济逐步强大起来。

3. 近代资本主义时期管理伦理的发展

16 世纪到 19 世纪，欧洲的生产力发展和科学进步引起了社会结构的巨大变化，启蒙运动的兴起使伦理学成为一门社会科学。思想家以人作为出发点，从人和社会的关系建构符合资本主义社会需要的伦理学体系。核心问题是合理的利益分配机制如何评价？形成了以康德、边沁、亚当·斯密等为代表的伦理思想。

康德的义务论：康德提出了义务论的判断标准。以理性主义为基础的康德伦理学认为，道德评价的依据是行为者的动机而不是行为效果。只要行为者具有善良意志，即使没有任何效果的行为也是善的。由于判断主体和时代语境的不同，人们对于幸福的理解也有差异，这个意义上说，普遍客观的共同标准并不存在。因此，将幸福作为伦理道德的终极目的缺乏普遍性。只有形式——"成为普遍立法的形式自身"，才是道德律令的最高原理。越是在纯粹形式下，道德越具有鼓舞力量。只有当行为出于义务才具有道德价值，出于爱好、私利或感情的行为没有道德价值。同时，康德将义务进一步解释为"绝对命令"，它包含两条原则："可普遍化"原则和将人看作目的而不是手段。

英国学者边沁以感性主义为基础，提出了功利论。他将痛苦和快乐作为人类的主人，并确定为效用原则的道德标准。"当我们对任何一种行为予以赞成或否定的时候，我们应该判断该行为是增多还是减少了当事者的幸福；换言之，看行为增进还是违反当事者的幸福。"当然，功利原则除了求得最大幸福外，还要考虑受益人的数量。在《政府片论》的序言中，边沁强调功利主义就是"最大多数人的最大幸福"。关于个人利益和社会利益关系时，边沁指出"社会利益只是组成社会的所有成员的利益总和"，并用"最大多数人的最大幸福"替代"社会利益"范畴。通过这种替换解决了二者的冲突，即个体追求最大多数人的最大幸福既合乎道德，又契合个人利益。也就是说，满足个人利益和追求最大多数人的最大幸福在功利主义框架中是一致的。

亚当·斯密是工厂手工业向机器大工业过渡时期的经济学家，是古典经济学体系的建立者，也是市场伦理的代表人物。《国富论》是其经济学代表作，阐释了基于自利人性而建立的理论体系。《道德情操论》是其伦理学代表作，在其中阐述了经济学和伦理学的关系，建构了其经济伦理学的基础。对于人性的假设，亚当·斯密继承发展了曼德维尔（Mandeville）的自私人性论。在《蜜蜂的寓言》中，曼德维尔以蜜蜂作为比喻，认为奢侈之风盛行会推动社会各行业的发展；而节俭之风则会导致社会的衰落，因此他采取了个人劣行就是公共利益的观点。亚当·斯密以此为基础，形成了他关于经济学分工理论的组成部分，提出了交换、分工和消费的伦理准则。为此，亚当·斯密以人性自私论为基础，将经济学从传统的道德活动中分离出来，建立起一套新的人类行为规范。在《国富论》中，他指出，商品交换是人的自利本性的体现，分工和货币都是利己主义活动的结果。亚当·斯密主张自由竞争的伦理原则，反对国家对经济活动的干预，认为只有市场和竞争才是经济活动的调节者，市场作为"看不见的手"能确保资源得到最好利用和最大效能的发挥。他说："每个人在他不违反正义的法律时，都应听其完全自由，让他采取自己的方法，追求自己的利益，以其劳动即资本和任何其他人或其他阶级相竞争。"

4. 当代管理伦理思想的演变

进入 20 世纪以后，科学技术的发展和人类文明的进步，工业规模的进一步扩大和生产的社会化程度大大提高，管理伦理学进入发展新阶段并成为一门独立的学科。与此同时，包含各种管理思想的伦理观念不断演变，在西方管理伦理发展史上留下了鲜明的轨迹。

（1）古典管理理论中的伦理思想

该理论形成于 19 世纪末 20 世纪初的欧美，是管理伦理发展的第一阶段。它划分为以泰勒为代表的科学管理理论和法约尔为代表的组织管理理论。泰勒被称为"西方管理学之父""科学管理之父"。1911 年《科学管理原理》的发表，揭开了古典管理理论的序幕。泰勒的研究从企业组织的末端——车床前的工人开始，从中归纳管理科学的一般结论。理论的中心是提高劳动生产率，主张用科学的方法、手段来实施企业管理。在管理伦理方面，由于他将人性恶作为其管理伦理思想的基本假设，因此将企业员工当作纯粹的"经济人"，只会被动地接受命令和监督，忽视了员工的精神需求和个性需要。当然，在如何制定工作定额问题上，泰勒提出"必要休息时间"问题，认为不能以工人长时间、超负荷劳动为制定定额的基础。该观点对于当今管理道德标准，具有重要意义。

与此同时，法国科学管理专家法约尔提出了"组织管理理论"具有重大影响。不同于泰勒的工人起点，法约尔则从总经理的办公桌旁切入，以企业整体作为研究对象，创立了他的一般管理理论。他的管理伦理思想表现在：首先，他区分了管理人员的正式权力和个人权利；其次，强调个人利益必须服从整体利益；最后，提出了公平公道概念，指出只有公平待人才能使职员尽职尽责。法约尔对于管理伦理的独到见解，不仅涉及管理人员的个人品质，强调管理者的个人品质形成的管理对于管理活动造成重要影响，而且明确提出要注意公平和社会整体利益至上的原则，对于管理活动的发展具有积极意义。当然，与泰勒一样，法约尔也将工作看成是单纯追求经济收入的"经济人"，把工人看成是孤立的、忽视情感交流的个体，为此需要纯粹的理性管理。

（2）行为管理学理论中的伦理思想

相对于古典的管理理论，行为管理理论主要从人的心理方面阐述人的行为，主张通过分析人的动机来激励或调动人的积极性。该理论将人当作人的行为主体，将人作为目的，承认人要满足自身的需要而不是没有思想的机器。强调要创造出一种最优环境，以便组织中的每个人都能实现企业目标和个人目标。学派的代表人物是梅奥和麦格雷戈。

美国著名管理学家梅奥在"梅奥实验"基础上，创立了人际关系学说。该学说的人性假说与"科学管理理论"的学说完全不同，其独特之处是用"社会人"取代"经济人"。其假设认为，人不但有经济物质需求，更需要人的社会心理需求。梅奥认为，对于社会和个人而言，人与人之间的合作比无组织的人群竞争更为重要。因此，企业管理要"以人为中心"，注重通过满足员工的社会需求和心理需求，来调动职工的积极性，从而提高组织的生产效率。该学说的提出，完全改变了管理理论的发展进程。

麦格雷戈提出了著名的"X-Y 理论"。1957 年，美国著名行为科学家麦格雷戈在《管理评论》发表《企业的人性方面》一文，重点研究企业员工本质问题。他将传统的管理学观点称之为"X 理论"。这些理论有一个共同的人性假设，即人性是懒惰的，他们总是缺乏进取心不愿意承担责任，对组织漠不关心。因此，企业管理者要对职工进行严格管理、严密监督和严厉控制。"Y 理论"认为，人们并非天生厌恶工作，并非天生对组织采取消极或抵制态度。发生这种现象的根源在于组织内的经历和遭遇造成的。人们一般都清楚，在适当条件下，人们都会接受并寻求责任。逃避责任、丧失进取心、强调安全感并非先天本性，而是后天经验的结果。外来的控制和惩罚的威胁，并不是促使他们努力工作的唯一办法。恰当的管理方法，会促使人们接受组织要求并主动承担责任。麦格雷戈的"X-Y 理论"对于人性的分析达到了前所未有的高度。面对复杂的社会环境，他将人性划分为积极和消极两类，并提出相应的管理手段，遵循了"以人为本"的管理伦理思想。当然，纯粹的 X 理论和 Y 理论容易忽视人类的可塑性和多样性，因此，还是有一定局限性。

（3）管理理论丛林中的伦理思想

第二次世界大战结束后，相对缓和的国际环境使许多国家将重心转移到经济建设上来。经济理论的繁荣催生了管理新流派和新学说，他们在理论渊源和理论内容方面互相影响，形成了盘根错节、争芳斗艳的"管理理论丛林"（哈罗德·孔茨语）的新局面。主要代表性理论有马斯洛的需求层次论、企业文化理论和学习型组织管理伦理。

马斯洛的需求层次理论。美国心理学家马斯洛认为，人的一系列复杂的需要按照优先次序排成如下：生理需求、安全需求、社交需求、尊重需求和自我实现的需求。一般而言，欲望等级越低越容易满足，等级越高则获得满足的比例越小。任何特定需求的强烈程度取决于它在需求层次中的地位，以及与其他更低层次需求的满足程度。以"自我实现人"的人性假设为基础，马斯洛强调管理活动中的激励过程是动态的、逐步和存在因果关系的。当然，这种等级关系并非对所有人都一样，而必须根据个体的需求特征来决定。就管理而言，要求管理者分析研究不同员工的现实需求，从而针对性地让员工感到满足并有效激励员工。当员工的基本物质需求得到基本满足后，企业管理者应该注重员工高层次的精神需求。若压抑员工的个性发展和高层次的精神追求，则会退回到"泰勒制"的经济人和机器附属物的做法。无疑，"自我实现人"的理论比前人的理论更进一步。

企业文化理论。20 世纪 80 年代，美国出现了以论述企业文化为核心的管理著作，因其极具批判色彩被称为美国管理的"创新四重奏"。该理论是美国学者受日本经济起飞奇迹的影响，在实地考察之后总结日本企业管理模式而诞生。企业文化理论的重要之处在于，将管理活动中的经济因素、技术因素和文化因素有机结合，深刻总结了文化因素对于管理绩效的影响和对提升企业效率的作用。企业文化研究者、美国麻省理工学院教授埃德加 H. 沙因指出："企业文化至关重要，这是因为，如果不了解现行的文化力量，做出的决定就可能导致不可预料、违背意愿的结果。"企业文化是指企业在长期的生产经营实践中，所创造和形成的具有企业特色的经营理念，并且将这些理念物化在企业精神、企业制度、企业行为、企业性质和企业形象等各个经营管理层面。建设优秀的企业文化必须考虑"企业经营环境、价值观念、模范人物、文化仪式和文化网络"五个要素。企业道德是企业文化的重要组成内容，被定义为"调整企业之间、企业和顾客之间、企业内部职工之间关系的行为规范的总和"。企业道德具有积极的示范效应和强烈的感染力，当被人们接受后具有自我约束的力量。从伦理学的角度看，企业文化理论具有如下特点：一是普遍强调企业的社会责任；二是对待信任和尊重的态度，肯定企业规章制度的作用，更加强调"软约束"；三是比较强调团队精神，注重管理者和被管理者之间的文化沟通。作为一种新型管理理论，企业文化理论的实践确实在不少企业中取得较好效果，但必须与其他方法配合起来，而且对于员工的基本要素有较高要求。

学习型组织理论。该理论由美国麻省理工学院的教授彼得·圣吉（Peter M. Senge）提出，他在 1990 年出版的《第五项修炼——学习型组织的艺术与实务》引起很大轰动。他强调从组织管理的角度，从人的本性和发展出发，注重在组织管理过程中为员工提供自我管理和自我发展的空间，让员工能够在为组织付出脑力劳动和体力劳动的同时，有效地提升自我，学习更多新的知识技能，提高自己综合素质。彼得·圣吉从全新的视野考察人类群体最为根本的症结，指出人们片面和局部的思考方式以及由此产生的行动造成了目前被切割而破碎的世界，为此需要突破传统和现行的思考方式，排除个人和群体的学习障碍，革新管理的价值理念和方式。为创建一个学习型组织，彼得·圣吉提出了"自我超越、改善心智模式、建立共同愿景、团队学习和系统思考"五项修炼的组织塑造过程。

综上所述，西方管理伦理思想的意义是非常明显的。不同时代的管理伦理呈现不同的特色，分析近 20 多年来引人注目的新理论新观点，如人本管理、团队管理和战略管理、企业文化、学习型组织等，都旨在改善经营业绩的现代管理理论，均认为道德的经营行为是有利于卓越业绩的。这些现代管理伦理体现出诚实、公正、尊重人和为利益相关者着想的思想。

7.2.3　中西方管理伦理思想的现代启迪

中西方管理伦理思想的形成与各自社会的发展密不可分，既存在自己的优势，也都有自己的局限性。西方管理伦理侧重于组织管理，强调发挥人的工具理性价值，形成了整套使理性控制人性以获得利益的管理机制。管理理论注重实践性，并表现出不断变革的精神。较之于西方，中国管理伦理侧重于国家管理和行政管理，而非组织管理，同时倡导天人合一的"和谐"理念，是对中西文化整合的促进。在卫生体制改革的今天，医院作为经济行为的主体，应该建立何种伦理规范作为其遵循规范，也是当今理论界和医疗界面临的重要课题。由于时代的差异和制度的不同，对于医院管理的认知也有差异，但是研究中西方管理伦理思想，对于现代医院管理提供重要的借鉴。

1. 法制和德治相结合

现代管理不仅要遵守法律，而且要遵守伦理道德。不同于传统医疗的单一性，现代医疗从病历书写到诊疗流程都依赖于法律规制，同时涉及医疗保险、卫生法规、医患纠纷处置等法律制度，关涉更多的公共议题。改革开放以来，我国在建立社会主义市场经济方面取得长足进展，对于竞争性的行业有了比较适应的管理方法，但是对于公立医院为主体的医疗服务领域还需要进一步完善政府管理的职责，改进管理的办法。新医改以来，我们取得的重要经验就是管理公立医院既不能套用机关事业单位的老办法——主要运用行政管理的手段进行，这样往往容易把公立医院"管死"，也不能简单照搬管理企业的办法——简单用市场机制的一套办法，往往会损失公益作用。因此，《国务院办公厅关于城市公立医院综合改革试点的指导意见》（国办发〔2015〕38号）提出政府对公立医院的管理职责是四项内容：领导责任、保障责任、管理责任、监督责任。应该说这些政策对推进公立医院综合改革起到了重要作用，现在大家的认识有了明显的提高。2017年出台的《国务院办公厅关于建立现代医院管理制度的指导意见》，对政府管理医院又进行了细致的规划和明确，是在更高的层次对制度框架的构建以及相关内容进行明晰。

现代医院管理者既要认识到法律制度建设在医院管理中的价值，还要符合超越法律的道德，医疗机构的首要责任是确保患者健康。正如林恩·S.佩因所言："尽管法律是必需的，但是用它来指导责任行为，会出现很大的局限性……法律不能激发人们追求卓越，它不是榜样行为的准则，甚至不是良好行为的准则。"的确，法律只能"禁于已然之后"。而不会像伦理那样"禁于已然之前"。应当说，法律为机构行为提供底线要求和行为规范，如果能在底线伦理基础上追求伦理境界，则能使管理者在管理活动中避免麻烦，能够实现医疗机构的职能和利益。实际上，医疗机构本身就承载着维护患者健康利益的责任，具有丰富的伦理意蕴。毋宁说，伦理元素是医疗机构的首要元素。如威廉·梅奥的名言："唯一值得牵挂的利益，就是患者的最大利益。"当然，也需要维护医务人员的合法利益。

2. 以人为本的管理理念

不论中西方，管理者都历来重视人本管理思想，只不过西方更注重实证规范性的个人主义道德管理；中国更强调人的内心情感，整体和群体的和谐合作精神。所谓以人为本原则，是指医院管理者在管理过程中，重视管理对象中人的价值，维护其人格尊严与权利，以调动人的积极性，做好人的工作为根本，即以"人"作为医院管理的根本，并通过对人的伦理管理保证和促进医院的生存和发展。

医院管理的对象包括人、财、物、时间、信息、业务技术等许多内容，但最核心和根本的是人。在医院管理中，"以人为本"区别于"以财、物等为本"。医院管理中以人为本原则，是现代管理科学的要求，是建立新型医院人际关系的需要。在现代医院管理中，以人为本原则要求医院管理者遵循如下具体要求：

（1）要求医院管理者确立"管理服务"理念，热心服务于医务人员。管理服务，就是要求医院管理者从自身服务的组织出发，把管理客体中的人作为服务对象来为他们服务，管理者是"公仆"。广大医务人员是医院管理的主要客体，同时是医院工作的主体，要搞好医院的各项工作，离开广大医务人员将变成一句空话。这就要求医院管理者不能只看到自己与管理对象之间的管理与被管理的关系，还要认识到其间的服务与被服务之间的关系，单纯强调管理的一面，忽视其服务的一面，必然影响到管理工作的正常进行。

（2）要求医院管理者尊重被管理者的价值和尊严。管理原本就是全体劳动者参与的事，随着社会的发展和职业的分工，才成为一种独立的少数人的职业。首先，医院管理者要认识到管理者作为医院主体的价值和尊严，明确管理者与被管理者彼此平等的地位，避免身心伤害，保证被管理者法律、社会、医院赋予的各项权利，倾听和采纳被管理者的意见和建议。其次，要护爱管理对象。只有如此，被管理者才会自愿接受管理者、接受管理，否则，试图以利相诱惑高压管制，只能引起广大职工的反感和抵触。

（3）要求医院管理者为人的全面发展创造各种条件。管理的根本目的是人，人们从事物质生产，参与政治活动，努力推动社会进步，归根结底是为了人自身的全面发展，医院管理的目的也是如此。医院管理者贯彻以人为本原则，就是要关心被管理者的物质和精神需要，为职工创造良好的工作和生活环境，切实解决职工的工作和生活上的后顾之忧，采取一切可行的办法和措施，为他们生活质量的提高，文明素质的提升，知识技能的更新，创造能力的培养等全面发展创造有利条件和环境，使他们的潜能得以发挥，展示自己的才华。

3. 注重领导者的管理素质

管理者的道德素质对于管理功能的实现是密切相关，管理者的本质属性是影响，管理者是企业中对群体活动和信念具有影响的人。管理者的权威性包含"权力影响力和威信影响力"。权力影响力是管理者通过命令、指示和处罚方式来改变他人的心理和行为，具有强制性。被影响者的行为和心理主要表现为被动服从。权力影响力对人的激励作用是较小的、暂时的。管理者不仅需要权力权威，更需要道德品质权威，即以德建威。这种威信来源于管理者的品格、素质和情感等伦理要素，被影响者的心理和行为表现为自愿和主动。威信的影响力是深刻的、长远的，管理者的道德素质越高，在员工中的威信和精神感召力就越强，做出的决策就易于执行，越能实现机构目标。这个意义上说，威信影响力和权威影响力要重要得多。就医院而言，管理者应该具有立场坚定求实创新的政治素质、爱岗敬业公正廉洁的职业操守、任人唯贤民主决策的管理作风。

4. 建构现代市场理念

随着市场竞争的日益加剧，医院要生存发展，必须强化竞争管理和经济效益理念。从竞争角度看，改变竞争的理念。以往的竞争被解读为运用各种手段、力求在竞争中击败对手以赢得更为广阔的市场。在现在的管理理念中，击败对手被"共同体"的新观念所取代，管理倾向于联手合作和共享市场，各得其所。世界著名经济战略伙伴研究专家詹姆斯·穆尔出版了世界畅销书《竞争的消亡》，提出了"企业竞争管理不是要击败对手而是要建立与发展商业生态系统"的最新竞争管理理念。这一观念认为，当今企业领导者，包括世界领先地位的企业领导者，都不再将自己的企业视为等级分明的组织结构，而是在市场复杂系统中的一个参与者。医疗机构不论是扩大市场占有能力，还是开发新的市场，都需要与其他医疗机构携手同行，培育以发展为导向的协作群体，最终形成一个相互完善、联合竞争和共同发展的竞争管理体系。

7.3　人力资源管理伦理

我国对于人力资源管理的系统性研究起步较晚，但是涉及相关的伦理思想溯源已久。"天时不如地利，地利不如人和"（《孟子》），"仁莫大于爱人，知莫大于知人"（《淮南子》），等经典名言深刻阐释了人特有的价值。《尚书·舜典》记载了官员的履职考核："三载考绩，三考，黜陟幽明。"在具体的考核标准中，《周官·天官冢宰》明确记载评估官员"六廉"，即廉善、廉能、廉敬、廉正、廉法、廉辨。当然，古代管理中主要涉及政府管理，强调的是政府官吏任用和赏罚的标准，即是否实施仁政、精密能干，勤于政事，秉公办事、奉公守法和明辨是非。这种绩效评估以被评估人的工作能力、工作态度和德性行为作为评价依据和标准，用直观的方式评估官员的工作绩效，延续至今。在现代社会中，人力资源成为企业、医院等机构的核心竞争力，是所有组织最重要和最昂贵的资本，其管理成为机构管理的重要组成部分。人力资源管理伦理作为管理伦理学中的重要组成部分，是组织和个人在人力资源管理各环节中都应遵循的伦理准则，是关于组织及其成员行为的伦理规范。

一个管理者最重要的责任就是将优秀的人带到组织中，并且通过一定的管理方式让那些优秀的人留下来。新员工可能成为永远员工、兼职员工、临时员工甚至顾问。在今天的市场上，也许最具有竞争力的事情就是雇佣和留住具有能力的员工。人力资源管理的主要环节包含选才、用才、育才、留才和晋才五个方面。

7.3.1　选才及其伦理要求

选才是人力资源管理的首要环节，主要包含三个方面内容：积极评估应聘人员目前的能力，重视员工的发展潜力，注重人才知识的多元化优势、个人价值观与机构价值观的一致性。选择何种人才，蕴含着一个伦理标准问题。具体言之，选才应该注重如下原则：

德才兼备原则。德才兼备，以德为先，是识别选拔人才的基本标准。"德"与"才"不能偏废，"才者，德之资也；德者，才之帅也"（《资治通鉴》）。缺德，才就失去方向，才有可能因此被埋没。现代社会中，任何机构都需要德才兼备的人才。

能级原则。按能及使用人才，根据人的才能，将人才放在相应的岗位和职位上去量才录用。"人尽其才，才尽其用"，充分发挥人才的能动作用。在今天具体表现为"对谋略者委以重任，使怀才者用其当其所，使平庸者各得其宜"。根据不同的能级用不同的职权，精神荣誉和物质奖励，做到按劳取酬。自 1973 年哈佛大学 McClelland 教授发表"能力而非智力测试（Testing for competence rather than for intelligence）"首次提出胜任力概念以来，胜任力成为考察不同机构人员绩效评估的重要标准和具体模型。进入 21 世纪之后，胜任力模型逐步成为医疗机构考察不同类型医务人员的评估方式。胜任力是指区分某一工作（组织、文化）中卓有成就者与表现平平者的个人的、潜在的深层次能力，它可以是动机、特质、自我形象、态度或价值观、某领域知识、认知或行为技能，即任何可以被可靠测量并且能限制区分优秀和一般绩效的能力。（Spencer，1993）胜任力模型对于甄别员工，结合组织战略确定发展方向和确定优秀员工、岗位需求和组织战略的框架具有指导意义。

动态原则。人才的使用必须符合科学地流动，在动态中使用和管理好人才，充分发挥每个人才的积极性、主动性和创造性。一方面，人才能力与岗位能力动态对应。使各类管理能级相对应，必须保证人才在各个能级中不断运动，通过能级运动检验人们的才能，从而发挥最佳的管理效能。另一方面，让人才到广泛的范围内进行活动。将人才局限于一个单位一地方，容易遗传"病态基因"，导致人才优势衰退。动态管理让人到广泛的范围内合理流动，能摄取诸家所长，催生人才的优势增长效应。

7.3.2 用才的伦理要求

如何使用人才，做到"才尽其用"，是人力资源管理的重要环节。用才主要有两个要求：

（1）合理的权力调整，激发员工参与

一定条件下，员工的自主权能增加员工创造新知识的动机，促使富有创造性的观点从具有自主性的个人身上释放出来，甚至成为产品创新概念的来源。著名学者野中郁次郎（Nonaka）在《知识创造企业》中提出，自主权可以增加成员自动创造新知识的动机。近年来，人力资源管理兴起的一个世界性潮流就是"员工参与"。研究也表明，鼓励伦理行为最好的方法就是创造一种组织文化，以增加员工的参与程度。如盖普洛等众多人力资源咨询公司都在提升员工的参与度方面研究和设计项目，试图激发工作团队中潜藏的能量。员工参与专家詹姆斯·雪佛（James Shaffer）认为参与的驱动元素有四个：目光长远（理解机构的战略），包容（鼓励双向沟通）、信息共享、奖励和认可。

（2）注重团队建设，加强协作

当科室经常使用项目小组、团队合作等方式来完成工作时，透过团队的互动，会比较容易将个体知识逐渐扩散到参与成员中，进而扩散到整个组织中。野中郁次郎认为，组织内部跨职能团队、层级项目小组以及外界的互动，将有助于组织内隐知识库的创造和蓄积，更加有利于员工在工作中学到新知识、增加新能力。

7.3.3　育才的伦理要求

当代管理是以人为中心的，人才培育是人力资源的重要内容。一般认为，个人发展会给企业和单位带来益处。伴随着"学习型组织"的兴起，当代社会机构正经历从"命令式管理"到"学习型管理"的变迁，机构内部的教育培训对于员工的成长日益重要。关键地说，育才在于给予员工训练学习的机会。

注重在职训练。迈克尔·波兰尼最早提出将知识分为内隐知识和外显知识。内因知识无法用文字表达，具有主观和实质价值，在人力资源管理中，管理者更应该充当教练角色，使内隐知识透过成员间彼此的教导而使用及传递。通过培育人才的做法，以职内训练和职外训练来协助组织的知识管理。职内训练可以通过团队及会议参会方式的改变来促使成员的知识分享；职外训练可以让员工有机会学习其他医院优秀人物的成功和失败的经验，深入了解其他医院的发展和建设策略，促使内隐知识的转移。学习型医院的建构能为我们提供很好的理念。根据"学习型组织"的内涵，我们可以将学习型医院概括为如下特征：学习型医院中，员工有共享的愿景和价值观，员工抛弃了解决问题和工作中的陈规陋习；他们将组织过程、活动、功能以及与环境的相互作用作为有机系统的一部分；员工可以跨越组织内部水平和垂直边界，彼此之间相互坦诚交流，而不用因此担心受到批评和惩罚；员工抛弃个人和部门利益，为实现组织成员共享的愿景而通力合作。现代组织在培训上采取的基本理念就是：使组织一切领域的人才超越"蓝领""白领"而"金领"化，致力于每一个雇员都能从事具有知识和科技含量的脑力劳动。

7.3.4 留才的伦理要求

如何留住人才，是竞争时代和人才流动时代所有组织机构都必须回答的时代课题。对于留人存在的主要问题有：一是标准不明确，经常变化。二是评审过程不严谨，常常简单"一刀切"，甚至还以个别人的主观意见为主。三是科研成果评价细化分类不足，相关权重占比与实际有差距，对员工的多元评价机制还不成熟。"待遇留人""感情留人""视野留人"如何落到实处，如何个性化，是医院留才的关键。

首先，奖励适当的激励机制。人力资源管理者在医院管理中扮演创造诱因及奖励的角色，针对员工的主动需求，结合不同层次的员工，设计合适的报酬及奖励体系，使员工愿意留在既有良好氛围又有吸引力的医院工作。

其次，通过薪资制度的设计来吸引、留住及激励人才。乔治·米尔科维奇等指出，人力资源管理中的薪酬系统具有三大功能：吸引人才、留住人才和激励人才。薪酬系统要能吸引优秀人才、挽留适用的人才为医院服务，薪酬系统的设计要具有外部竞争性，其薪资水平必须高于市场水平或提供比同业低的底薪但较高的奖金，才能吸引和激励优秀人才。

最后，通过增加员工对组织的物质即社会资本的依赖来降低核心工作者的变动性。从员工角度看，薪资水平对于其工作品质的影响至关重要，若觉得收入与付出不成比例，知识工作者可能会离开机构。核心工作者是机构核心竞争力的关键，他们掌握着组织机构发展要素和核心资源。因此机构可以通过增加员工的利益，如增加薪资、休假等，也可以通过变动薪资制度的设计激励员工。同时，也可以通过分享资源和信息知识，使员工的工作品质依赖于团队而留下来。

7.3.5 晋才的伦理要求

在知识经济时代，人力资源管理者需要重新设计医院的绩效评估方法和薪资制度。改变以个人为评估和奖惩对象的传统做法，鼓励团队和知识创造和分享，不鼓励员工规避冒险，而鼓励员工从尝试中学习，也就是组织必须将知识分享作为绩效测量的一部分，让员工觉得知识分享对于他们是有利可图的，而且也必须让成员们感受到组织对其工作方式的态度是比较宽松的。同时，可以将绩效考评与职业生涯规划相联系，使得员工参与实现组织目标的过程中得到成长与发展。

7.4 医疗工作场所中的伦理

医疗工作场所中遭遇的伦理问题主要表现在暴力伤医、薪酬不公和医疗商业贿赂。如果说前面两种是医务人员被动行为的对象，那么医疗商业贿赂则带有主动的特征。这些行为均违反了医疗领域的道德规范甚至法律要求，侵犯了医师、患者的合法权益，破坏了正常的医疗秩序和社会秩序。

7.4.1 暴力伤医的伦理考察

医患纠纷是医疗工作场所需要面对的首要问题，但因发生原因多元性，因此不能简单做出价值判断。但是暴力伤医因其手段的不合理以及结果对于医务人员的伤害，已经超越了合理性的限度，且因为其全球的普遍性以及医疗现代转型的产物而成为医疗工作场所关注的首要伦理问题。

根据 WHO 对医院工作场所暴力的定义：卫生从业人员在其工作场所受到辱骂、威胁或袭击，从而造成对其安全、幸福和健康明确或含蓄的挑战。医院工作场所暴力分为心理暴力和身体暴力，心理方面的暴力指没有发生实质上的身体接触，包括对医务人员进行口头上的辱骂、威胁和骚扰；身体方面的暴力包括行凶者用打、踢、推、咬等各种暴力行为或借助危险性的工具对医务人员进行伤害。暴力虽然没有导致医务人员身体上的伤害，可能造成他们心理受创伤。因此，将医务人员工作场所暴力分为：①医务人员受到辱骂、威胁等心理暴力；②医务人员躯体受到攻击，造成明显损伤，甚至导致功能障碍、永久性残疾、死亡等严重后果；③医务人员受到性骚扰或性袭击。此外，恶性伤医这一概念也被广泛使用，恶性伤医是指卫生从业人员在其工作场所躯体受到攻击，造成功能障碍、永久性残疾、死亡等严重后果。

暴力伤医事件侵犯了医者的尊严。尊严是生命伦理学的价值基础，医师作为一个职业，理应享有人的尊严和生命尊严。生命安全是尊严的基础表现，也是合法权利的重要内容，暴力伤医使医务人员的生命尊严和人性尊严都遭受严重创伤。本来头戴"天使"光环的职业，在暴力伤医的背景下，不仅体验不到基本的职业尊严和荣誉感，还经常遭遇患者家属的谩骂和暴力伤害，他们提心吊胆战战兢兢。暴力伤医使医务人员的生命受到不同程度的伤害，轻则伤残重则死亡。《柳叶刀》就针对中国的暴力伤医现象发表过相关社论文章。经检索可知，从 2010 年到 2020 年的 10 年间，《柳叶刀》一共为中国的暴力伤医发表过 11 篇社论（Editorial）/ 评论（Correspondence）。2010 年，《柳叶刀》发表评论文章《危墙下的中国医师》指出，中国医师经常成为令人惊悚的暴力的受害者，医院成为战场，在中国当医师是从事一种危险职业。针对 2019 年的北京杨文医师被砍事件和 2020 年陶勇医师事件，《柳叶刀》再次发文"保护中国医师"。文中指出，对卫生专业人员的暴力行为在全球范围内都受到关注，几乎影响到所有医疗机构中的工作者。但是，中国医务工作者遭受暴力伤害的规模、频率和危害都尤为严重……仅靠法律手段还难以充分解决医患环境的复杂问题。医师在古代之所以被称为"大夫"，是因为古代医师位于大夫之列，仅次于国君之下的卿之后，成为大夫是中国古代知识分子的最高追求之一。当时的医师和儒家学者一样备受尊重。而中国医师协会 2018 年发布的《中国医师执业状况白皮书》则显示，如今医师的社会地位在下降：50% 的医护人员认为自己没有受到尊重，工作没有得到社会认可，45% 的医师不希望自己的孩子从事医疗事业。

暴力伤医解构了医患信任。信任是医患关系建立的基础，中国医患关系对于信任的要求更高。中国人的行为具有相当高的关系取向，有无关系或关系好坏成为信任能否建立的关键。因此，中国人即使处于制度中，也喜欢通过关系建立信任，不管医院的专家系统信息设计得如何完备，专家简历介绍得如何详细，患者仍然希望通过关系找到好的或信得过的医师，通过其可以延伸到的或重新搭建的关系网络，把医患双方纳入其中，将医患双方由陌生人关系转变成熟人关系，以获得更多的医疗资源。关系信任取向体现了医患双方试图凭借"第三方推荐"来建立快速信任，这种快速信任能够控制临时关系中的不确定性、降低就医风险。关系信任取向与关系就医不仅仅是患者规避医疗风险、建立医患信任的体现，同时也是患者对抗生物医学模式制度化下医师冷漠的一种方式。从医师角度看，当患者就其健康问题求助医师，本身也意味着患者对医师的信任，但是，当他们的患者用语言甚至武器侵犯他们的身体安全时，意味着患者就医可能携带着仇恨，医者的自我保护要求他们对患者不再绝对信任。从患者角度看，当他们用道具、匕首等设备刺向承载救死扶伤治病救人的医者时，意味着他们丧失了对医者的信任，这反过来可能会加剧医患之间的防范。因此，暴力伤医事件的频繁发生解构了医患信任。

7.4.2　薪酬不合理及其制度完善

薪酬水平应当充分体现医务人员价值。发达国家经验表明，医院总支出中 60% 左右用于医务人员薪酬，医务人员属于高薪酬职业，其薪酬水平达到社会平均水平的 2～3 倍，甚至 4～6 倍，但我国即便是在发达城市的医院，医务人员薪酬支出也只医院为总支出的 40% 左右，医务人员待遇水平普遍较低。《柳叶刀》曾发表社论写道：中国医师的报酬并不高，他们的奖励主要来自接诊的患者量、开出的检查和处方药，而不是他们诊断、治疗和护理的质量，这种激励模式是不恰当的。尽管医务人员的收入在不断增加，但是不论从医务人员群体的主观感受还是客观评价，医务人员的薪酬都存在不合理的现象。薪酬主要从"经济运行、薪酬结构、分配机制、绩效考核机制与公平性"五个要素评判。

从医务人员与社会收入比较看，不能体现医务人员的价值。根据《2017 中国统计年鉴》数据，从全国不同地区来看，北京、天津、上海、江苏、浙江、福建、广东、重庆、四川及西藏地区，医务人员工资水平高于全国城镇职工平均工资水平。而多数地区，如河北、陕西、安徽、甘肃及宁夏等地，医务人员的工资水平低于全国医务人员平均工资水平。将医务人员平均工资与当地城镇职工平均工资水平进行比较，可以看到，山西、青海医务人员平均工资甚至低于当地城镇职工平均工资水平。从医师与其他教育投入看，根据执业（助理）医师学历结构（研究生受教育年限 20 年、本科受教育年限 17 年、大专受教育年限 15 年、中专受教育年限 12 年、高中及以下受教育年限 12 年）及相应比例，计算得到执业（助理）医师受教育年限平均为 15.21 年。从工作时间看，2018 年三级医院的医师平均每周工作 51.05 小时，二级医院的医师平均每周工作 51.13 小时，仅不到四分之一的医师能休完法定年假。无论从医疗机构人员的周工作时间来看，还是从医师平均受教育年限来看，卫生行业人员的工资收入与其付出的工作时间、实现的业务收入相比，都是不相称的。

从薪酬结构看，包括不同岗位分配占比和绩效工资占比。以福建省为例，岗位分为医师（医技）团队、护士团队和行政后勤团队，按 5：4：1 的比例自主进行分配。后者绩效工资占比，即绩效工资占员工总收入的比重，用于灵活考核分配的激励性工资占比。通过线性回归研究指出，中国不同地区卫生人力资源存在明显的分布不均，医师收入并不是影响中国不同地区卫生人力资源分布不均的主要因素，政府应该通过缩小各地区社会平均收入差距，才有可能改善目前各地区卫生人力资源配置不合理的状况。按照收益率测算，卫生行业人员薪酬水平应当达到全社会职工平均收入的 2.04 倍，其中医师由于其工作压力、技术复杂性等工资收入应当更高。从工资结构上，应当提高基本工资在绩效工资中的比重，保证基本工资不低于工资总额的 50%。

医疗行业人才培养周期长、职业风险高、责任担当重，建立符合医疗行业特点的公立医院薪酬制度，是深化医药卫生体制改革的重要内容，对增强公立医院公益性，调动医务人员的积极性、主动性、创造性，推动公立医院事业的发展，都具有重要意义。2021 年国务院办公厅印发的《关于推动公立医院高质量发展的意见》，对公立医院薪酬分配制度改革提出要求，将合理提高医务人员薪酬水平。薪酬制度改革体现为"两个允许"："允许医疗卫生机构突破现行事业单位工资调控水平，允许医疗服务收入扣除成本并按规定提取各项基金后，主要用于人员奖励。"

按照医院高质量发展的要求，我国公立医院将实行以岗定责、以岗定薪、责薪相适、考核兑现。在核定的薪酬总量内，公立医院可采取多种方式自主分配。具体包括，①医院要坚持公平、公正的原则，建立科学合理的绩效考核机制，重点体现多劳多得、同岗同薪的原则。医院通过建立公正、公平的薪酬制度以及实施科学合理的绩效考核管理机制，有效调动医务人员的工作积极性。②合理确定、动态调整公立医院薪酬水平，合理确定人员支出占公立医院业务支出的比例；建立主要体现岗位职责和知识价值的薪酬体系，实行以岗定责、以岗定薪、责薪相适、考核兑现。在进行薪酬制度改革、实施绩效考核管理的过程中，医院应充分考虑医务人员的个体差异性以及工作岗位的差异性，实施多元化的薪酬形式与绩效考核管理模式，从而有效满足不同医务人员的需求。③赋予公立医院更大自主权，在核定的薪酬总量内，公立医院可采取多种方式自主分配；医院可自主设立体现医疗行业特点、劳动特点和岗位价值的薪酬项目；鼓励对主要负责人实行年薪制。通过薪酬体制改革给予医务人员更多激励外，还将在培训制度、评价体系、关爱长效机制、提升社会地位等方面调动医务人员积极性。比如，遵循医疗行业的特点和人才成长的规律合理设置评价标准，突出品德能力业绩导向，注重临床工作质量指标，探索实行成果代表作制度，破除唯论文、唯学历、唯奖项、唯帽子等倾向。这不仅对医务人员个人的职业发展有极为重要的促进作用，同时也能有效增强医务人员对医院的归属感，增强医院对人才的吸引力和凝聚力，这对减少人才流失、提高医务人员工作积极性、优化医院的服务质量、促进医院的可持续发展等，都具有极为重要的推动作用。

7.4.3　医疗腐败的伦理与治理

这些年，医疗领域的腐败问题突出，已经成为影响社会公平和稳定的障碍之一。医疗腐败是指医疗卫生领域的相关参与方滥用公权力，通过不正当手段谋取私利的行为。医疗腐败的主体包括医疗卫生和医疗保险的行政管理人员、医疗机构、医务人员、医疗保险经办人员、医药企业等，如医患合谋的欺诈骗保。因行业特殊性以及制度不完善，如药品耗材流通环节过多、公立医院补偿机制不完善、医疗服务定价机制不科学、严重的信息不对称等，医疗行业相比其他行业更容易发生腐败现象。腐败的本质，是权力寻租。对于医师来说，最直接的权力就是医疗行为中使用的药品和医疗器械。医疗领域腐败推高了医疗费用不合理上涨，加剧"看病贵"问题，是对医疗卫生资源和医保基金的极大浪费。随着医改的持续推进，以及党的十八大以来的雷霆反腐行动，医疗领域反腐败取得了一定的效果，但腐败现象依然频发，而且呈现出向新药临床试验机构蔓延、向基层医疗机构蔓延的新特点。

从全球看，医疗领域都是腐败高发领域，严重侵蚀了医疗卫生系统。医疗腐败的主要类型：①发生在医务人员与患者之间的腐败，如红包、大处方、大检查、滥用医疗器械、旷工等；②发生在医院与医药企业之间的腐败，主要是药品和医疗器械采购过程中产生的各种各样的回扣和贿赂；③发生在政府机构与医药企业之间以及政府机构内部的腐败，如因药品的注册、审批、进入基本药物目录等而产生的寻租式腐败，医保资金、医疗建设资金的挪用贪污等；④发生在医保公司、医疗机构和患者之间的腐败，主要是各种医疗欺诈、骗保；⑤发生在医疗机构和其他企业之间的腐败，主要是医疗基建工程中的贿赂腐败。医疗腐败也可以划分为表层的腐败、深层腐败和制度性腐败，表层腐败如红包和回扣，深层腐败则是药价虚高、医患冲突，制度性腐败则是"以药养医"繁衍出的体制性医疗腐败。

从伦理学角度看，医疗腐败是个体道德弱化、管理伦理失范和制度伦理缺失的结果。个人的行为与自我的需要和利益相关，但需要与利益有正当和非正当之分。所谓正当，是指其利益的获得和需要的满足不会损害他人的利益；反之则是非正当。医务人员的行为同样与他们的利益密切相关，他们的利益也有正当与非正当之分。医务人员通过自己的合法劳动得到的报酬是正当利益所得；但如果医务人员以牺牲他人的利益（如患者健康）所获得利益则是非正当的。现实中并非所有的医务人员都能做到洁身自好。在社会转型时期，我国法律制度还不健全、不完善。加之几十年的改革开放使人们物质生活丰富起来的同时也使人们对物质生活的渴望越来越强烈。当医务人员面对远大于其合法收入的贿赂时，很容易产生侥幸心理将职业道德和社会责任感弃置脑后。医疗商业贿赂包含行贿和受贿两个方面。就医务人员而言主要在于受贿，仅是医药公司向医疗机构有关工作人员行贿还不能说明医疗商业贿赂的最终发生，只有当受贿完成时才表明一次医疗贿赂行为的完成。如果医务工作者能自觉抵制，那么行贿也就失去了生存条件。随着医药公司或医药代表公关工作的深入，部分医务人员的道德底线也逐步崩溃，最终与医药公司捆绑在一起形成利益同盟，患者利益最终成了医疗贿赂的牺牲品。

从管理伦理视角看，医院管理伦理是以医院管理者为核心、研究管理过程中人们相互之间的道德关系，特别是研究与医院有关的人际道德关系，并从中引申出有关医院管理道德的各种原则、规范、范畴等道德要求。医院不是有思考伦理决策能力的个人，而是一个道德代理机构，实现一定的社会职能并对社会负责。尽管医院会要求所有医务人员对其行为负责，但事实上不同的价值观和人生观会使医务人员表现出广泛的行为差异。在面对诱惑时，医务人员也会表现出不同的反应，有人会自始至终奉行自己的价值观，拒绝贿赂；有人会根据政策法规来行事；也有人会看同事的行为；还有少数人会在被发现的风险低或者利大于弊的情况下接受贿赂。有资料表明：10%的雇员会奉守自己的价值观和信仰；40%的雇员一直尽力遵守组织的政策与法规；40%的雇员会与工作团队保持一致；10%的雇员会在利大于弊和被发现的风险低的情况下趁机渔利。在上述几种行为中，只有第一种人较少或基本不受到环境的影响，后面三种都会不同程度受到医院管理的影响。在医疗市场经济条件下，医院管理伦理的失范主要表现在两个方面：一是医院管理价值观念的错位，片面追求医院经济利益而忽视患者利益和社会效益；二是医院利益导向的价值观导致部分医者将医疗过程看成商品交换过程，将医患关系看成金钱关系和商品关系。当医院的政策法规都以医院经济利益为导向的时候，遵循医院政策追逐经济效益并接受贿赂的医务工作者会产生；与团队保持一致接受贿赂的医务人员也会产生。有一些医院以经济效益为医院管理的首要目标，以绩效工资为名，对科室乃至医师个人下达业务收入指标，将"按劳分配"演变为"按收分配"医师的工资收入与医疗经济收入直接挂钩。

从制度伦理看，制度设置的不完善助推了医疗腐败的发生。"一个苹果烂是苹果的问题，一桶苹果都烂就是桶有问题了。"这为我们解释医疗领域中的商业贿赂提供了两种理论。第一种是"烂苹果理论"。"烂苹果理论"是将不道德行为归咎于少数不正经人，认为道德与不道德取决于个人道德修养，也意味着部分医师受贿的原因是他们自身有毛病，是"烂苹果"，"苍蝇不叮无缝的鸡蛋"。这可以解释现实中的部分现象，但并不能解释现实中医疗商业贿赂中的普遍现象。第二种理论是"烂桶"理论。即圆桶中的一些东西毒害了其他的好苹果。医师为什么受贿？苹果烂了不是因为苹果本身，而是因为"圆桶"。也就是说，医师成长和工作的社会环境有问题，才促使医师受贿。"桶烂"的一个根本原因是我国医药行业制度的不健全，预防措施不到位，导致了医疗贿赂的普遍化。

加强医疗领域腐败的治理，需要做好医务人员的思想道德建设、完善制度和加强监督。

（1）加强道德教育和医德医风建设

大量案件说明，医务人员走上违法违纪的道路，也是从思想蜕化开始。因此，建立反腐倡廉思想道德防线依然十分必要。不断强化开展救死扶伤和全心全意为人民服务的宗旨教育，着重解决在理想信念、纪律作风方面存在的问题，教育广大医务工作者和党员干部树立正确的世界观、人生观和价值观教育，增强抵制拜金主义思想侵蚀的能力。突出抓好医德医风建设，既要继承传统的优良医德，又要充分考虑到医德的时代性，有针对性地进行医德规范教育。突出抓好医院文化建设，培养良好的精神风貌和行为方式，不断提高医务人员的综合素质，激发医务人员的爱院热情和进取精神，培养医务工作者爱岗敬业的思想和行为。

（2）建立健全适合医疗行业的反腐倡廉法规和制度

预防腐败的产生，必须建立适应医疗卫生系统特点的法规和制度，这是推进廉洁行医的重中之重。随着市场经济的不断深入，原有的制度需要不断完善和补充，要注重收支分开、管用分开，形成既相互制约又相互协调的制度机制，最大限度减少体制障碍和制度漏洞。为了规范药品购销行为，挤压流通和采购环节灰色利益空间，治理药价虚高顽疾，自 2000 年起，我国就开始推行药品集中招标采购工作，相继出台了一系列政策对药品招投标、集中采购、挂网采购、定点生产、医院议价等药品生产流通全链条进行规范管理，招标采购层级从最初的地市级逐步上升至省级，再到跨区域联合采购；招标采购范围从县级以上医疗机构逐步扩大到基层医疗机构；招标采购形式从最初的招采分离到招采合一、量价挂钩。2018 年国家机构改革后，新组建的国家医疗保障局全面负责药品招标采购、基金支付与价格管理，药品招标采购工作进入新阶段。2019 年 1 月，国务院办公厅印发《国家组织药品集中采购和使用试点方案》，按照国家组织、联盟采购、平台操作的总体思路，在北京、天津、上海等 11 个试点城市启动新一轮的药品招标采购试点工作要建立健全药品招标、采购的相关制度。重点加强对药品、设备、物资采购等部门的管理，依据法律、法规，严肃查处药品集中招标采购过程中串通招标投标、商业贿赂、合同欺诈等违法行为，保障药品集中招标工作的公开性、公平性和公正性，维护药品集中招标采购活动的良好秩序。在监督药品集中招标采购过程中，纪检监察、价格、卫生、药监等有关部门通力协作，完善监管信息系统，逐步实现有关部门信息资源共享，为药品集中招标采购提供信息服务。目前招采药品数量极少，截至 2021 年 2 月，共进行了四批国家级带量采购，涉及 157 个品种，在《国家基本医疗保险、工伤保险和生育保险药品目录（2020 年）》收载的 2800 种药品总数中占比仅为 5.6%。因此，需要加强顶层设计，将国家组织药品集采工作常态化和制度化，并铲除腐败滋生的土壤，必须堵塞采购中的漏洞，从而有效遏制权钱交易的歪风。要建立严明的奖励和惩罚制度。通过新闻媒体大力宣传典型，以榜样的作用带动纠正行业不正之风工作的深入开展。将医务人员的医德考核与职称晋升、奖金分配、干部使用等挂钩。对少数不求上进、以医谋私、违章违纪的人员要给予严厉的惩罚，并利用案件开展警示教育，以求诫勉。建立科学的考核制度，政府职能部门考核一个医院的政绩，不能把经济指标作为唯一的标准，还要看其他的指标，包括医务人员队伍是否稳定，社会效益是否提高，医患关系是否融洽等。

（3）强化监督的作用

监督机制在预防腐败方面发挥重大作用，为此需要强化党内外的监督。将日常监督与专项监督相结合、巡查监督与自身监督相结合、行政监督与社会监督相结合。反腐败是一场没有硝烟的战争，关系党和国家生死存亡的战争，需要全社会的广泛参与，因此，完善制度执行的监督体系，除了政府监督机制外，社会监督也具有不可替代的作用，为此，要建立医疗领域药品、耗材、设备采购信息和基建信息公开机制，发布医务人员行为规范、完善腐败举报制度、拓展腐败线索举报途径、提高腐败举报线索反馈时效，提高群众参与腐败治理的积极性。医院党组织要认真执行《中国共产党党内监督条例（试行）》《中国共产党纪律处分条例》等党内规章条例，全面落实党内各项监督制度。要结合医疗单位的特点对领导干部述职述廉制度进行细化。特别是物资采购、设备采购、药品采购、工程建设等重要岗位的工作人员也要在一定范围内进行述廉，让反腐倡廉制度覆盖到医院的各个重点岗位和关键环节。要切实落实"三重一大"制度，并将其作为领导班子日常建设的重要内容，作为考核、评价领导班子和领导干部的重要依据；同时要把落实"三重一大"制度作为领导干部作风建设和廉洁自律的重要内容，作为党风廉政建设"评廉、述廉、考廉"的重要依据。

（陈　化）

参 考 文 献

［1］ KURT LEWIN. Field Theory is Social Science: [M]. New York: Harper & Row 1951.

［2］ TRISH REAY, ELIZABETH GOODRICK AND THOMAS D'AUNNO The Healthcare Research and Organization Theory [M]. Cambridge: Cambridge University Press. 2021.

［3］ PETER BOXALL JOHN PURCELL AND PATRICK M. WRIGHT. The Oxford Handbook of Human Resource Management: [M] Oxford: Oxford University Press. 2008.

［4］ EWAN FERLIE, KATHLEEN MONTGOMERY ANNE REFF PEDERSEN The Oxford Handbook of Healthcare Management: [M]. Oxford: Oxford University Press. 2016.

［5］ RAYMOND CALDWEL. A change of name or a change of identity? Do job titles influence people management professional's perceptions of role in managing change?: [J] 2002, 31 (6): 693-709.

［6］ JOHN STOREY, PATRICK M. WRIGHT AND DAVE, ULRICH. Strategic Human Resource Management A Research Overview [M] New York: Routledge. 2019.

［7］ 殷品　殷珍泉. 易经［M］. 北京：九州出版社，2005.

［8］ 苏勇. 管理伦理学［M］. 北京：机械工业出版社，2019.

［9］ 余秋雨. 何谓文化［M］. 武汉：长江文艺出版社，2012.

［10］ 斯蒂芬·P. 罗宾斯. 组织行为学［M］. 北京：中国人民大学出版社，1997.

［11］ 张英. 医院人力资源管理［M］. 2 版. 北京：清华大学出版社，2020.

［12］ 金·卡梅隆，罗伯特·奎因. 组织文化诊断与变革［M］. 3 版. 北京：中国人民大学出版社，2020.

［13］ 埃加德·沙因，彼德·沙因. 组织文化与领导力［M］. 5 版. 北京：中国人民大学出版社，2020.

［14］ 特伦斯·迪尔，艾伦·肯尼迪. 企业文化——企业生活中的礼仪与仪式［M］，北京：中国人民大学出版社，2020.

［15］ 丹尼尔·A. 雷恩. 管理思想的演变［M］. 北京：中国社会科学出版社，1997.

［16］ 方振邦. 管理思想百年脉络［M］. 北京：中国人民大学出版社，2007.

［17］ 鲍思陶. 论语［M］. 武汉：崇文书局，2007.

［18］ 李成彦. 组织文化研究综述［J］. 学术交流，2006，6：281-285.

［19］ VEVIANE SERGI, ET. AL., Plural Leadership in Health Care Organizations: Forms Potentials and Challenges in The Oxford Handbook of Healthcare Management [M]. Oxford: Oxford University Press, 2006.

［20］ KEITH GRINT. Leadership A Very Short Introduction [M]. Oxford: Oxford University Press, 2012.

［21］ DAVID V. DAY AND JOHN ANTONAKIS. The Nature of Leadership [M]. London: Sage

Publications 2012.

［22］ YUKL G. Leadership in Organizations [M]. 2nd Edition. London: Pearson Education 2013

［23］ 谢剑玮. 完善人文关怀制度，提高员工工作热情［J］. 中小企业管理与科技，2015（2）：19-20.

［24］ 唐安顺. 浅谈医院人文环境建设［J］. 湖南中医杂志，2008（2）：86-87.

［25］ 张小莉，陈曦. "一体两翼四推进"践行人文关怀［J］. 江苏医药，2011，37（23）：2846-2847.

［26］ 武燕，顾玉连，张炯，等. 加强公立医院医务人员人文关怀的实践探索［J］. 现代医院管理，2020，18（6）：94-96.

［27］ 潘春晔. 用人文关怀优化医院人力资源管理［J］. 医院管理论坛，2015，32（11）：47-48.

［28］ 杨薇. 注重医务人员人文关怀 提高医疗服务水平［J］. 经营管理者，2018（11）：80-81.

［29］ 陈晶. 医务人员职业倦怠—追源、评估与应对［M］. 北京：科学出版社，2003.

［30］ 张馨月. 基层医护人员职业倦怠感影响机制与对策研究［D］. 昆明：昆明理工大学，2020.

［31］ E HARRY. Stress and the healthcare worker; As complicated or as simple as fear and hope [J]. Journal of Medical Practice Management, 2014, 30 (1): 28.

［32］ 卫生部统计信息中心. 中国医患关系调查研究［M］. 中国医患关系调查研究，2010.

［33］ 李超平，时勘. 分配公平与程序公平对工作倦怠的影响［J］. 心理学报，2003，（5）：111-118.

［34］ 陈晶. 医务人员职业倦怠—追源、评估与应对［M］. 北京：科学出版社，2003.

［35］ 宋思源，赵晓川. 医务人员职业倦怠影响因素调查分析［J］. 中国当代医药，2011，18（34）：5-7.

［36］ 谢锦绍. 暴力伤医对医师职业倦怠的影响及其对策研究［D］. 广州：华南理工大学，2019.

［37］ 竹青，张捷. 国内医护人员职业倦怠研究概况［J］. 中国医药导报，2010，7（4）：5-7.

［38］ 格林豪斯等著，王伟 译. 职业生涯管理［M］北京：清华大学出版社，2014.

［39］ 关蓉. 传染病医院医师工作压力与工作倦怠关系研究——以陕西省结核病防治院为例：［D］. 西安：西北大学，2014.

［40］ 姜安丽. 新编护理学基础［M］. 北京：人民卫生出版社，2006.

［41］ M WEISS. Effect of work stress and social support on information systems managers [J]. MIS Quarterly, 1983, 7 (1): 38.

［42］ C. L. COOPER J. MARSHALLO. Sources of managerial and white Collar stress [M]. New York: John Wiley&Sons, 1978.

［43］ SUMMERS T P, DECOTIIS T A, DENISI A S. A Field study of some antecedents and consequences of felt job stress [M]. In Rick Crandall and Pamela L. Perrew (Eds.) Occupational stress: A Handlebook. 1995.

［44］ CAVANAUGH MA, BOSWELL WR, ROEHLINC MV, ET AL. An empirical examination of self-reported work stress among US managers [J]. J Appl Psychol, 2000, 85 (1): 65-74.

［45］ 马可一. 工作情景中认知资源与职业锚关系的研究［J］. 浙江大学学报（人文社会科学

版），2000（6）：23-25.

［46］苏希. 安徽省临床医师职业压力源调查及其与应对方式心理健康的关联研究［D］. 合肥：安徽医科大学，2013.

［47］于勇等　工作倦怠对医疗安全的危害及其对策［J］. 中华医院管理杂志，2006，22（3）：187-189.

［48］王香平等　三级综合医院医务人员职业压力源特征分析［J］. 中华医院管理杂志，2010，26（4）：257-262.

［49］兰丰铃等　北京某三甲医院医师工作压力及对策研究［J］医院管理论坛，2018，35（8）：54-56.

［50］花蕾，王香平，王卓。不同压力管理措施对医务人员心理健康水平的影响［J］. 中国病案，2013（1）：74-76.

［51］陈建东. 职业压力对某中医院临床医师行为态度的影响调查［D］. 长春：吉林大学，2012.

［52］王倩. 工作压力对神经外科医师生活质量的影响研究——以上海市为例［D］. 上海：上海交通大学，2017.

［53］杨嘉麟公立三甲医院青年医师工作压力对工作绩效和心理健康的影响研究——以上海市六家医院为例［D］. 上海：华东师范大学，2018.

［54］朱清河. 典型报道理论、应用与反思［M］. 武汉：武汉大学出版社，2006.

［55］许慎. 说文解字：五卷上［M］. 北京：中华书局，2004.

［56］邓启铜. 尔雅［M］. 南京：东南大学版社，2009.

［57］朱光潜. 西方美学史（下卷）［M］. 北京：人民文学出版社，1979.

［58］丁迈. 典型报道的受众心理实证研究［M］，北京：中国传媒大学出版社，2008.

［59］蒋孔阳. 形象与典型［M］. 天津：天津百花文艺出版社，1980.

［60］张威. 比较新闻学方法与考证［M］. 广州：南方日报出版社，2003.

［61］丁迈. 典型报道的受众心理实证研究［M］. 北京：中国传媒大学出版社，2008.

［62］丁柏铨. 新闻理论新探［M］. 北京：新华出版社，1999.

［63］郭庆光. 传播学教程［M］. 北京：中国人民大学出版社，2011.

［64］约瑟夫·克拉珀. 大众传播的效果［M］. 北京：中国传媒大学出版社，2016.

［65］林之达. 传播学新的理论框架研究—兼评拉斯韦尔的5W传播模式的攻击与局限［J］. 新闻大学，1996（3）：7-10.

［66］余明阳，朱纪达，肖俊崧. 品牌传播学［M］. 上海：上海交通大学出版社，2005.

［67］刘晖. 典型宣传在新闻报道中的亮色分析［J］. 中国报业，2018，452（19）：64-65.

［68］习近平新闻思想讲义［M］. 北京：人民出版社、学习出版社，2018.

［69］刘绍怀，姚建文，余虹. 管理伦理学［M］. 2版. 北京：高等教育出版社，2019.

［70］顾剑编著，管理伦理学［M］. 3版. 上海：同济大学出版社，2018.

［71］张康之，公共管理伦理学［M］. 北京：中国人民大学出版社，2009.

［72］苏勇，管理伦理学［M］. 北京：机械工业出版社，2021.

［73］苏勇，何智美，现代组织行为学［M］. 2版. 北京：清华大学出版社，2011.

［74］邸金平，朱惠楠，刘春雨. 公立医院薪酬制度改革与薪酬分配体系研究［J］. 江苏卫生事

业管理 [J]. 2021，32（5）：588-590.

[75] 游静. 我国医务人员薪酬水平现状及改善策略研究 [J]. 中国卫生经济，2018，37（8）：17-21.

[76] 孙菊. 医疗领域腐败的治理关键 [J]. 人民论坛，2021（8）：45-47.

[77] 伍天章. 医学伦理学 [M]. 北京：高等教育出版社，2016.

[78] 边林. 医学伦理学 [M]. 北京：人民卫生出版社，2020.

[79] 李勇，田芳. 医学伦理学 [M]. 北京：科学出版社，2017.